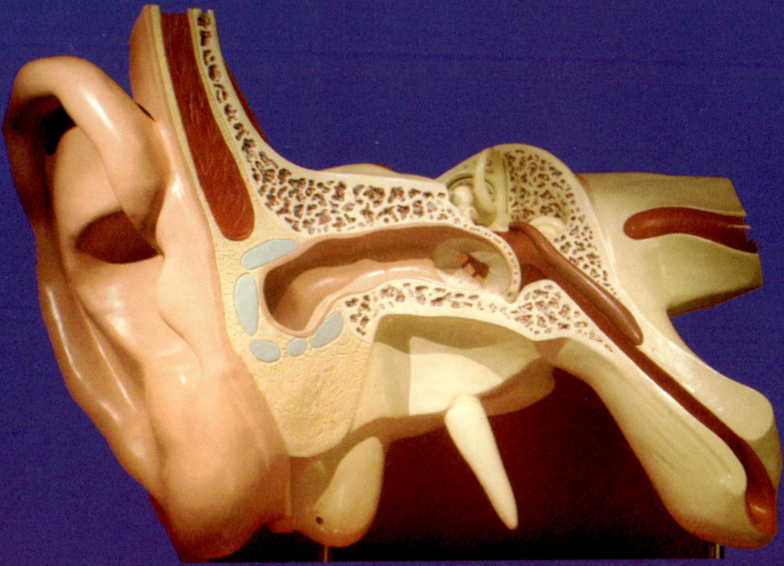

PRÓTESE AUDITIVA

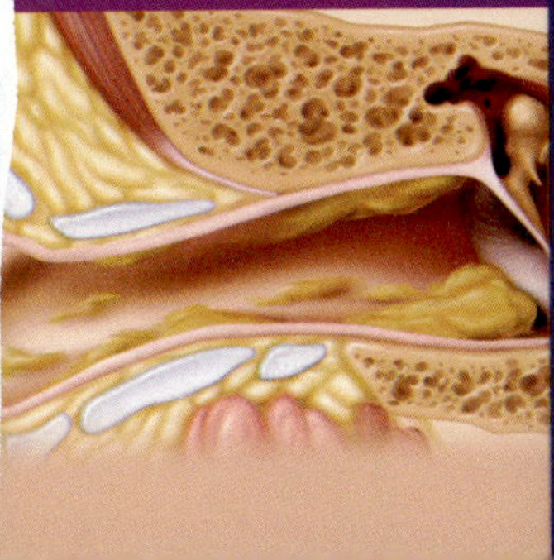

Prótese Auditiva

Rachel de Carvalho Pereira

Fonoaudióloga

Especialista em Psicomotricidade pela Universidade Cândido Mendes (UCAM), RJ

Especialista em Educação Inclusiva pela UCAM, RJ

Complementação Pedagógica – Didática do Ensino Superior pela UCAM, RJ

Tutora Conteudista e Colunista do Portal Educação

Docente da Graduação do Centro Universitário Celso Lisboa (UCL), RJ

Autora do livro *Surdez – Aquisição de Linguagem e Inclusão Social*, Segunda Edição, Editora Revinter, RJ

Terapeuta Floral

REVINTER

Prótese Auditiva

ISBN 978-85-372-0625-6

Contato com a autora:
rachelpconnector@gmail.com

CIP-BRASIL. CATALOGAÇÃO-NA-FONTE
SINDICATO NACIONAL DOS EDITORES DE LIVROS, RJ

P495p

Pereira, Rachel de Carvalho
Prótese auditiva / Rachel de Carvalho Pereira. - 1. ed. - Rio de Janeiro : Revinter, 2015.
il.

Inclui bibliografia e índice
introdução
ISBN 978-85-372-0625-6

1. Implantes cocleares. 2. Distúrbios da audição. I. Título.

14-17243 CDD: 617.89
CDU: 616.28-089.843

Livraria e Editora REVINTER Ltda.
Rua do Matoso, 170 – Tijuca
20270-135 – Rio de Janeiro – RJ
Tel.: (21) 2563-9700 – Fax: (21) 2563-9701
livraria@revinter.com.br – www.revinter.com.br

DEDICATÓRIA

A toda minha maravilhosa família.

Às amigas Nair de Farias Rêgo Neta e Vania Leonardo.

Aos estudiosos e educadores, que possam não só usufruir, mas também evoluir em seu conteúdo.

AGRADECIMENTOS

Aos meus pais Abigail e Eduardo.

Ao meu irmão Victor.

Às incontáveis crianças que passaram pelas minhas mãos.

Aos meus pacientes, cuja confiança me permite progredir.

APRESENTAÇÃO

A Vivência da Prótese Auditiva

"A importância do uso permanente da prótese auditiva pela criança surda e não do aparelho precisaria ser mais demonstrada. Entretanto, esta necessidade jamais será induzida pela própria criança, que não é capaz de compreender a relevância da ajuda oferecida pelo aparelho.

O benefício trazido pela prótese só se revela totalmente após alguns anos de educação auditiva e a criança não sentirá, espontaneamente, a necessidade do aparelho. É, então, aos pais, que cabe o papel de assegurar este uso. Mas, aos pais, eles mesmos, como convencer desta necessidade imperativa de usar a prótese?

No dia em que a criança é aparelhada nada muda para ela: ela não ouve melhor, não compreende melhor e não fala melhor... Por outro lado, na rua, aos olhos de todos, a criança carrega, bem evidente, a etiqueta da surdez. A curiosidade das pessoas deixa a criança indiferente, mas o mesmo não acontece com os pais, cujos sentimentos vão desde a humilhação à tortura moral, o que os leva, frequentemente, a retirar o aparelho durante os trajetos na rua, sob falsos pretextos, como: "as pessoas riem dela; a criança tem vergonha; tenho medo de quebrar o aparelho; de machucar; o ruído dos motores a incomoda".

Todas as explicações são boas para tranquilizar a consciência dos adultos!

Mas, então, como conseguir que essa prótese se integre pouco a pouco ao esquema corporal da criança?

Como conseguir que faça parte dela mesma?

Como convencer a criança de que é aconselhável que ela coloque a prótese logo depois de acordar e só a retire para tomar banho e, depois, para dormir?

Assim, no começo é até mais útil usar sempre o aparelho desligado ou regulado muito baixo do que retirar dez vezes por dia sob falsos pretextos. A criança que sempre usou o aparelho não sente sua prótese como um corpo estranho; ela passa a constituir parte de seu corpo. A criança que obtém este resultado o consegue graças à obstinação de sua família. Mas que resultado!

A criança passa a beneficiar-se com o uso constante do aparelho; aprecia o que começa a perceber e não consegue viver sem ele; seu mundo tornou-se sonoro; esses sons que ela aprendeu a interpretar em todas as suas nuanças trazem-lhe informações regularmente.

Resumindo, a criança ouve mal, é verdade, de forma incompleta, é verdade; mas, na realidade, em que medida? Ela ignora porque nunca ouviu normalmente e, para ela, o resultado está lá. Ela ouve!

Relato de um caso comprovando a eficácia do uso do aparelho com a educação auditiva:

"Uma criança (M.) de 3 anos e meio, aparelhada e com educação auditiva desde 1 ano e 7 meses, foi levada à piscina e, quando a mãe retirou o aparelho para ela entrar na água, começou a chorar.

É que, sem a prótese, tinha voltado a ficar surda."

(Perdoncini, 1996, p. 33/34)

PREFÁCIO

Bem, o que seria do conhecimento e da aprendizagem se não houvesse os livros? Capazes de integrar, socializar, construir, criar, acompanhar o homem desde os tempos primordiais. Uma arte que não deve ausentar-se e nos deixar sem palavras, leituras, fantasias e encantamentos. Todo livro deve levar o leitor a conseguir desenraizar seu conhecimento. O livro deve levar a viagens sem asfixiar o desejo de lê-lo. O gosto, o prazer devem ser embutidos nas metáforas de todos os tópicos, de cada capítulo que certamente servirá de amparo, acalento para uma nova leitura.

Com certeza, é um prazer prefaciar o livro *Prótese Auditiva* da minha querida amiga Rachel de Carvalho Pereira, que em uma trajetória de experiências nos deposita todo um acúmulo de um exercício acadêmico organizado em seu pensamento, revelando e construindo uma teia de significados imprescindíveis para chegar à defesa de um protagonismo. A obra, fruto de trabalho de pesquisa, permite-nos entender um pouco mais, fazendo emergir certezas, esperanças, possibilidades de sermos mais do que podemos e de identificar potencialidades para uma transformação.

O segredo do sucesso está no amor e no entusiasmo, e isto Rachel de Carvalho Pereira tem bastante. Seu progresso material está levando ao saber, ao pensar e ao aprimoramento por meio de suas palavras que, mais uma vez, vêm demonstrar a perseverança do aprimoramento do seu e dos nossos conhecimentos.

Tive o privilégio de ter Rachel de Carvalho Pereira como minha aluna e estagiária e, a partir daí, como acontece com todos os meus alunos, nossa amizade continuou até hoje, foi se fortificando cada vez mais, e agora me presenteia com este momento, fazendo o prefácio de seu segundo livro.

Sua dedicação diante do que faz certamente nos levará a uma boa leitura, com reflexões, fazendo-nos aprender para agir com eficiência. Esta leitura nos reserva preciosos momentos para cultivar novos conhecimentos, alegrando os caminhos da vida, apreciando a beleza de cada detalhe para ser visto, sentido e percebido.

Um livro é edificado sobre o assunto de seu autor acerca de bons propósitos, muitas vezes apontados como solução para inúmeras respostas. Bem conheço Rachel de Carvalho Pereira, este livro mostrará a virtude do assunto, como também de sua própria autora. Uma receita que perpetuará a satisfação de grandes possibilidades de aprender algo novo todos os dias.

Fátima Alves
Fonoaudióloga, Socioterapeuta *Ramain-Thiers*,
Psicomotricista Titulada pela SBP
Mestre em Ensino de Ciências da Saúde e do Ambiente
Docente da Pós-Graduação e Graduação da AVM Faculdade Integrada
Professora Convidada da FAMESP
Docente do Curso de Pós-Graduação em Psicomotricidade do IBMR
Autora dos livros "Psicomotricidade: corpo, ação e emoção",
"Inclusão: muitos olhares, vários caminhos e um grande desafio",
"Como aplicar a Psicomotricidade: uma atividade multidisciplinar com amor e união",
"Para Entender a Síndrome de Down" e "A Psicomotricidade e o Idoso:
uma educação para a saúde" todos da Wak Editora. Coautora de outras obras.

SUMÁRIO

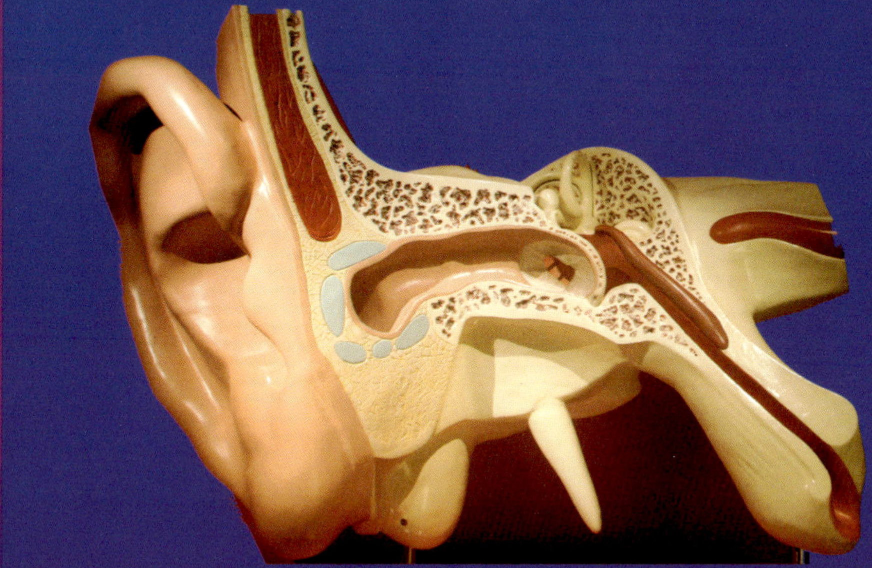

Prótese Auditiva

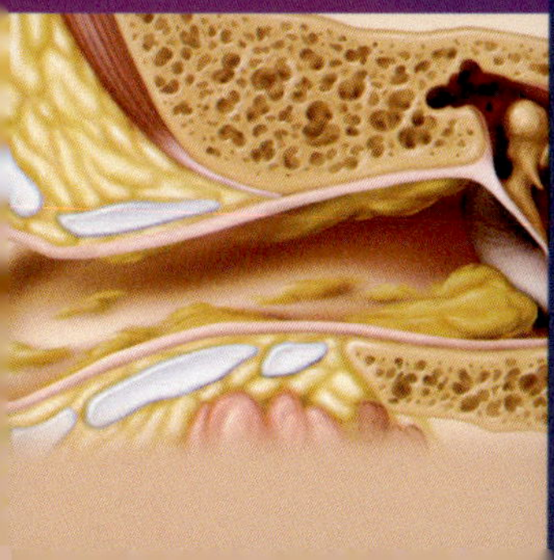

INTRODUÇÃO

Por muitos séculos a deficiência auditiva foi considerada uma doença severamente incapacitante.

Para minimizar os efeitos da deficiência auditiva, vários sistemas de amplificação têm sido desenvolvidos e aprimorados até nossos dias.

Os sistemas de amplificação são poderosos instrumentos que, se utilizados adequadamente, muito podem fazer para amenizar os problemas associados à deficiência auditiva.

As próteses auditivas ou aparelhos auditivos são amplificadores eletrônicos utilizados por pessoas que apresentam dificuldade de ouvir ou que não ouvem os sons na intensidade em que são apresentados.

Eles possuem um ou mais microfones que captam o som do ambiente. O sinal acústico é transformado em sinal elétrico, que é amplificado e adaptado de acordo com a perda auditiva. O receptor reconverte o sinal elétrico em sinal acústico e o direciona para dentro do canal auditivo.

Os aparelhos auditivos melhoram a compreensão da fala em várias situações e dão suporte às muitas funções do sistema auditivo humano, como localização sonora, compreensão entre outras.

Na abordagem médica da deficiência auditiva são fundamentais a identificação precoce, as avaliações completas, o diagnóstico preciso e um conveniente tratamento.

A primeira providência nesse sentido é a avaliação para indicação de um AASI (Aparelho de Amplificação Sonora Individual).

A indicação do uso de aparelhos auditivos é para pessoas com deficiência auditiva não passível de intervenção médica e/ou cirúrgica.

Devemos enfatizar os princípios gerais que devem nortear o trabalho de seleção, indicação e adaptação de próteses auditivas.

Somente por meio do trabalho de uma equipe multidisciplinar (Otorrino, Fonoaudiólogo e empresas fabricantes desses aparelhos) é que o objetivo final poderá ser alcançado, ou seja, auxiliar o deficiente auditivo a lidar melhor com as incapacidades e desvantagens geradas pela perda auditiva, por meio do uso do AASI adequado às suas necessidades audiológicas e estéticas.

Quando falamos em AASI, colocamo-nos diante de várias questões. Qual o tipo de prótese a ser utilizada? Qual o tipo de adaptação? Qual o tipo de processamento do sinal? Qual o tipo de amplificação? Quais as características eletroacústicas mais apropriadas?

Estas questões devem ser muito bem pensadas e avaliadas para que seja possível uma adaptação bem-sucedida.

A adaptação e o uso efetivo de próteses auditivas são fundamentais para que o processo de reabilitação do deficiente da audiocomunicação seja iniciado.

CAPÍTULO 1

HISTÓRICO DAS PRÓTESES AUDITIVAS

A tecnologia aplicada às próteses auditivas pode ser dividida em cinco principais épocas:

1. Era acústica.
2. Era do carbono.
3. Era da válvula.
4. Era do transístor.
5. Era digital.

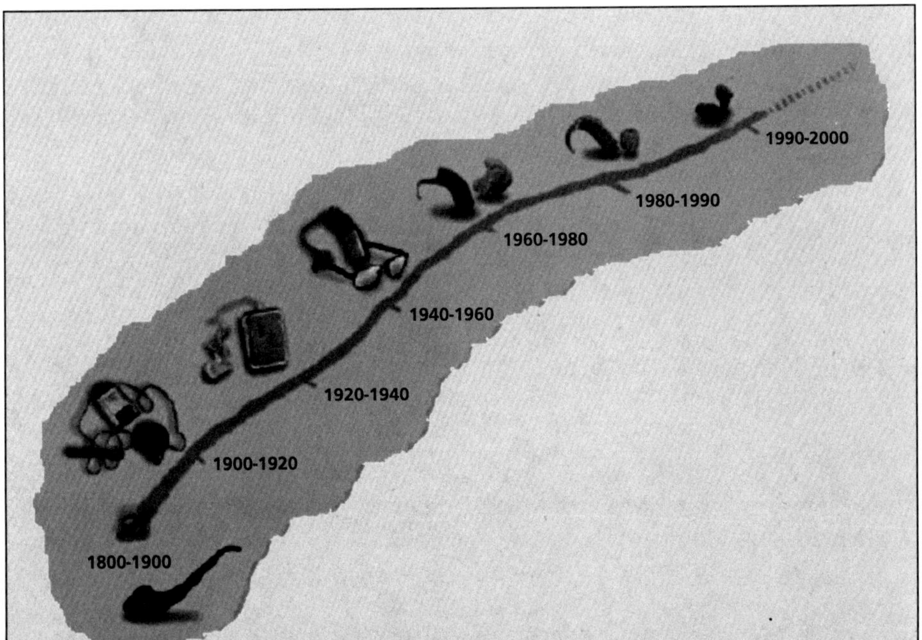

Na era acústica, cornetas acústicas e tubos de fala eram utilizados como meio de amplificação dos sons. A era do carbono se iniciou após o advento do telefone e com a subsequente aplicação da tecnologia utilizada no telefone adaptada à fabricação das próteses auditivas. A partir da era da válvula, surgiram aparelhos com maior amplificação, melhor resposta de frequências e menor ruído interno.

A partir da era do transistor iniciou-se um período da microeletrônica, marcado pela miniaturização dos componentes e pela aplicação da tecnologia digital nas próteses auditivas. Provavelmente a primeira prótese auditiva de que se tem notícia tenha sido, simplesmente, a mão posicionada em concha atrás da orelha, o que permite uma pequena amplificação dos sons. Apesar de esta afirmação não ter confirmação científica, sabe-se que este recurso garante uma amplificação de até 10 dB NA na faixa de frequência de 100 a 3.000 Hz.

Há referências de que o imperador romano, Adriano (117-135 d.C.), se valia deste método para ouvir melhor. No século 17, surgiram as primeiras cornetas acústicas fabricadas pelo homem, que nada mais eram do que funis.

No final do século 19 e início do século 20 surgiu a primeira prótese auditiva elétrica, inventada por Alexander Grahan Bell, em 1876, a partir da invenção do telefone. Bell era professor de deficientes auditivos em Boston, apaixonou-se por uma aluna surda e, então, envolveu-se em vários experimentos que visavam ao desenvolvimento de sistemas para auxiliá-los. Sabe-se que o primeiro sistema desenvolvido por Bell para deficientes auditivos foi utilizado na Inglaterra, em 1896. Estes primeiros aparelhos foram denominados próteses auditivas de carbono, por serem compostos de um microfone de carbono, além de um receptor e de uma fonte de energia elétrica. O ganho acústico, no entanto, era bastante limitado.

Em 1925, Bell idealizou o amplificador de carbono, possibilitando maior potência aos aparelhos auditivos. Nesta época surgiu a ideia de utilizar diferentes padrões de amplificação para os diversos tipos de perdas auditivas.

Em 1932, foi lançada a primeira prótese por via óssea, e em 1935, foi lançado o Salex-a-phone, aparelho da Radioear Corporation, que apresentava três microfones, quatro amplificadores, um receptor de via aérea e três receptores de via óssea.

A utilização de aparelhos auditivos de carbono deu-se, aproximadamente, de 1900 a 1940; durante este tempo, muitas técnicas e conceitos foram desenvolvidos, o que permitiu novos avanços tecnológicos.

A partir dos anos 1930-1940, a válvula termiônica passou a ser utilizada na confecção dos aparelhos auditivos. Os aparelhos à válvula permitiram um ganho maior, uma faixa de frequência mais ampla e uma distorção menor em relação aos aparelhos que existiam anteriormente. A faixa de frequência estendia-se até, aproximadamente, 4.000 Hz, e a saída máxima em algumas próteses era superior a 130 dB.

Em 1942, foi descrito o primeiro molde ventilado, e a ventilação passou, então, a ser utilizada, quando necessária.

Em 1947, ocorreu o advento do transistor, desenvolvido no Bell Telephone Laboratories, que constituiu um grande avanço, à medida que possibilitou o uso de microfone e pilhas cada vez menores, o que, consequentemente, propiciou uma redução no tamanho global das próteses auditivas.

Nos anos 1950, desenvolveu-se a prótese auditiva de óculos. Neste tipo de aparelho, os componentes eram montados dentro de duas hastes, sendo conectados em sua parte frontal. O receptor ficava na haste oposta à do microfone. Um tubo plástico flexível conduzia o som ao molde.

A importância deste tipo de prótese foi o posicionamento do aparelho ao nível do pavilhão auditivo. Outro aspecto importante deste tipo de prótese foi a utilização do sistema CROS *(Contralateral Routing of Signals)*, inventado, em 1965, por Harford e Barry. O microfone era colocado na orelha com deficiência auditiva, a fim de transmitir o som à orelha com audição normal. A utilização do sistema CROS permitiu eliminação do efeito sombra da cabeça e excelentes resultados em perdas auditivas unilaterais.

Em 4 anos, as próteses auditivas de óculos foram aprimoradas, chegando a representar, em 1959, cerca de 50% dos aparelhos auditivos vendidos nos Estados Unidos. Ao longo dos anos esse índice se reduziu, representando, em 1988, apenas 0,3% dos aparelhos vendidos naquele país.

Com a miniaturização dos componentes das próteses auditivas foi possível eliminar a parte frontal dos óculos e, dessa forma, originou-se, em 1956, a prótese retroauricular. Durante anos, esse foi o aparelho mais comercializado nos Estados Unidos. Em 1961 foram introduzidas as próteses auditivas intra-aurais que passaram a constituir, em 1985, 4,7% das vendas de todas as próteses auditivas comercializadas.

Na década de 1970, surgiu a prótese intracanal. Posteriormente surgiram as próteses auditivas microcanais, denominadas de CIC *(Completely in the Canal)*. As vantagens deste tipo de prótese são: menor distorção, melhora da localização sonora, facilidade ao telefone, possibilidade de usar fones de ouvido, além da melhoria estética.

Ao longo dos últimos anos, os avanços tecnológicos permitiram todas as inovações descritas, mas todas diziam respeito à amplificação analógica, aos tipos de microfone, amplificador e receptor, aos circuitos de compressão, aos circuitos de processamento automático do sinal, aos moldes etc. O que se percebe é que cada vez mais se procura a confecção de aparelhos personalizados, mais adequados às características da perda auditiva de cada indivíduo em particular.

O final da década de 1980 e início de 1990, foi marcado por uma revolução tecnológica, pois começava a ser utilizada a tecnologia digital na fabricação das próteses auditivas. Teve inicio, assim, a era digital.

Hoje convivem três tipos de próteses auditivas:

1. As analógicas.
2. As digitalmente programáveis.
3. As digitais.

As próteses analógicas usam a eletrônica convencional para converter a onda sonora captada pelo microfone em um sinal elétrico equivalente ou análogo. Em uma prótese auditiva analógica, os ajustes nos controles são realizados com o auxílio de uma pequena chave de fenda.

Já nas digitalmente programáveis, uma simples conexão com a unidade de programação permite o acesso a todos os ajustes do circuito. Sempre que necessário, o sistema pode ser reprogramado ou ajustado. A remoção dos controles mecânicos tornou os aparelhos menores, com mais parâmetros eletroacústicos, que podem ser controlados, tornando o trabalho de adaptação mais individual. Afinal, o aparelho ideal é aquele que oferece maior flexibilidade para adaptar seu desempenho às mudanças do ambiente e necessidades individuais.

CAPÍTULO

2 PRÓTESE AUDITIVA

> *"Os aparelhos auditivos trazem o som e a qualidade de volta à sua vida. A sua vida fica facilitada. Estar com os outros – onde ouvir bem é tão importante – torna-se de novo um simples prazer.*
> *Poderá ansiar por festas e multidões. Poderá tirar melhor partido das noites de teatro, cinema e concertos. Poderá participar em pleno nas reuniões – compreendendo e contribuindo como fazia anteriormente. Poderá ouvir os sons da primavera, os pássaros e todos os sons sutis da vida que o rodeia. Resumindo, poderá desfrutar muito mais das coisas que mais gosta de fazer durante o dia."*

Diversos autores definem prótese auditiva ou AASI (Aparelho de Amplificação Sonora Individual) de maneiras semelhantes.

Segundo Lopes Filho, o aparelho auditivo eletrônico é, basicamente, um miniamplificador, que tem como função conduzir o som efetivamente à orelha do indivíduo deficiente auditivo. Projetado em laboratórios de acústica e respeitando normas e padrões internacionais, deve transmitir a onda sonora, acionando energia necessária, e evitando a dispersão do som, com a menor distorção possível.

Menegotto, Almeida e Iorio definem prótese auditiva como um sistema que capta o som do meio ambiente, aumenta sua intensidade e o fornece amplificado ao usuário.

Segundo Mello, Machado & Oliveira, o AASI possui finalidade de amplificar os sons ambientais e, principalmente, os sons da fala, aproveitando ao máximo a audição residual. Dessa maneira, o AASI é considerado um instrumento importante para portadores de deficiência auditiva (DA) não passível de tratamento médico e/ou cirúrgico.

Prótese auditiva é, basicamente, um miniamplificador fabricado em um laboratório de acústica, respeitando normas e padrões internacionais. Tem por objetivo amplificar sons, de modo a atender as necessidades básicas de comunicação social do indivíduo portador de perda auditiva.

Embora não tenha o objetivo de substituir a orelha humana, é um instrumento indispensável para pessoas que possuem uma perda auditiva não tratável por medicamentos e/ou cirurgia, seja ela de grau leve ou profundo.

Este instrumento, de vários tamanhos e formatos, quando adequadamente selecionado para cada caso, em bom funcionamento e usado de maneira correta, proporciona uma enorme ajuda à audição.

Para cada grau de perda auditiva existe um ou mais modelos específicos com base no resultado da audiometria. Sempre que possível, devemos associar a escolha da prótese ao desejo estético e à idade do cliente.

Entretanto, para que uma prótese auditiva responda às necessidades particulares de cada candidato à protetização, faz-se necessária a modificação do som captado por meio de regulagem específica para cada caso.

Basicamente, uma prótese auditiva é composta por um microfone, um amplificador que aumenta a intensidade deste sinal e um receptor que transforma a onda elétrica em sonora, desta vez amplificada; para que este sistema funcione, é necessária uma fonte de energia fornecida por uma pilha.

O microfone é responsável pela captação e transformação do som acústico em energia elétrica. Existem dois tipos: direcional e multidirecional.

O microfone direcional capta o som em um campo de 180° (não pega o ruído que vem de trás), melhora a discriminação em ambiente ruidoso, reduz o som posterior indesejado e diminui a capacidade de reverberação.

O microfone multidirecional capta todo o ruído do ambiente e dificulta a discriminação. Possui um campo de 360°.

> *"A função mais importante das próteses auditivas é a de restaurar a compreensão da fala para os deficientes auditivos que, em função de suas perdas de audição, recebem, de modo distorcido, a informação da fala."*

Essencialmente, o que se espera de qualquer prótese auditiva é:

A) A amplificação dos sons de fraca intensidade para que estes se tornem audíveis.
B) A introdução de alguma forma de compressão para manter o nível do sinal confortável.
C) Evitar ultrapassar o limiar de desconforto.
D) Não usar a compressão até um ponto determinado, permitindo, antes disso, a amplificação linear. (Sandlim *in* Almeida & Iorio, 2003, p. 152.)

TIPOS DE PRÓTESES AUDITIVAS

Abordaremos aqui os diversos tipos de próteses auditivas utilizadas atualmente.

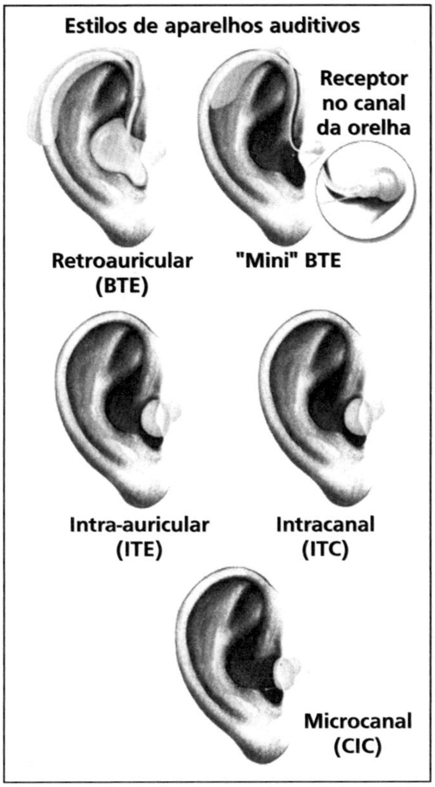

Retroauricular

Um dos modelos de aparelhos auditivos mais utilizados, concentrando microfone, amplificador e receptor em uma unidade que se encaixa atrás da orelha do usuário. O microfone normalmente se situa no topo ou do lado de trás da prótese. O som é conduzido ao conduto auditivo externo por meio de um tubo plástico e um molde.

É fabricado em tamanhos e cores diferentes, com a finalidade de atender as necessidades do cliente.

Todos os componentes eletrônicos estão dentro de uma caixa, em formato de vírgula, que se adapta atrás do pavilhão auricular. A abertura do microfone localiza-se na parte superior da orelha, e um tubo em forma de gancho (gancho de som) contorna o pavilhão auricular e acopla o receptor ao molde auricular. Pode ser adaptado em perdas de leve à profunda e em tamanhos retro e minirretro.

Seus controles externos incluem: a chave MTO e o volume localizados do lado de trás. Os outros controles normalmente se encontram sob uma tampa e devem ser manuseados, exclusivamente, por profissionais.

Em perdas bilaterais é recomendada a adaptação binaural (ambas as orelhas) em virtude do processo de estimulação central, localização sonora, lateralidade e estereofonia, favorecendo, assim, o desenvolvimento global.

Intra-aural

Os componentes estão completamente inseridos dentro do molde auricular do usuário, na área da concha e meato acústico externo. Podem ser adaptadas a graus de perdas leves até moderadamente severas. Quanto menor o aparelho e mais interno no meato acústico externo, maior será o aproveitamento das funções acústicas da orelha, localização do som e ênfase das frequências altas. Conforme o espaço que ocupam na orelha externa, as próteses intra-aurais podem ser denominadas intra-auricular ou intracanal. Estas últimas são as preferidas pelo usuários em razão de sua conveniência e aparência estética.

Intra-auricular

Primeira prótese miniaturizada ocupando parte do conduto auditivo externo e da concha do pavilhão auricular de forma completa ou incompleta (tipo concha ou meia-concha). Possui recursos para uma boa adaptação em perdas auditivas do tipo leve à severa. São as próteses que possibilitam maior ganho acústico, versatilidade de uso de ventilação e maior número de controles internos. Proporcionam maior segurança na adaptação e minimizam a ocorrência de realimentação acústica.

Intracanal

Hoje, a tecnologia e a miniaturização fazem com que seja possível incluir todos os componentes de uma prótese auditiva no próprio molde que se adapta na concha do pavilhão auditivo.

O microfone localiza-se na placa externa da prótese, trazendo algumas vantagens sobre o modelo retroauricular – o som é captado na posição natural do pavilhão. Esta característica é ainda mais acentuada na prótese microcanal.

Seus controles externos incluem: a chave liga-desliga e o volume, que se encontram na placa, assim como a interface de conexão, no caso de aparelhos digitalmente programáveis. Outros controles estão normalmente no compartimento da bateria ou no interior da prótese.

Estas próteses são indicadas para perdas auditivas de leves à severas. Em alguns casos, o conduto auditivo externo pode ser muito pequeno. Quando isso ocorre, é necessário usar toda a cavidade da orelha externa (concha) para que haja espaço para todos os componentes internos da prótese.

CIC ou microcanal

Os menores e mais modernos aparelhos auditivos, os microcanais, são colocados completamente dentro do canal auditivo externo. Em decorrência de sua posição na orelha, torna-se necessária a presença de um fio conectado à prótese para facilitar sua retirada.

É a prótese mais discreta disponível no mercado e, geralmente, cobre perdas auditivas leves e moderadas. As dimensões de alguns condutos auditivos podem tornar impossível o uso destas próteses.

As próteses microcanais têm sua parte mais externa visível a 1 ou 2 mm da entrada do meato acústico externo e apresentam inúmeras vantagens em relação às intracanais, entre elas:

- Menor distorção.
- Menor possibilidade de realimentação acústica.
- Melhora da localização sonora.
- Facilidade ao telefone.
- Possibilidade de utilizar fones de ouvido.
- Facilidade de remoção.
- Estética.

Convencional ou caixa

Todos os componentes eletrônicos estão localizados em uma caixa, geralmente presa na roupa do cliente na altura do peito. Esta caixa conecta-se, através de um fio, a um receptor externo (fora da caixa da prótese), que é acoplado à orelha por um molde auricular do tipo direto. Nos casos de adaptações por via óssea, o receptor externo é substituído por um receptor do tipo vibrador.

Podem ser utilizados um ou dois receptores. Quando se utilizam dois receptores conectados ao aparelho por um fio duplo (um para cada orelha) tem-se o tipo de adaptação, denominada pseudobinaural. Apenas a adaptação de próteses auditivas independentes em cada uma das duas orelhas proporciona a adaptação verdadeiramente binaural. Elas têm a vantagem de ter menor risco de realimentação acústica, controles externos maiores e fáceis de manipular, utilizam-se de pilhas convencionais, possuem maior durabilidade e resistência.

Atualmente elas estão sendo pouco utilizadas, ficando restrita àqueles indivíduos portadores de perdas profundas (na tentativa de obtenção do ganho acústico necessário sem a ocorrência de realimentação acústica) ou com limitações motoras importantes.

São indicadas em alguns casos:

- Em crianças com alterações neurológicas com grave comprometimento motor, em que é pouco viável o uso de próteses retroauriculares, pela dificuldade de fixação da mesma no pavilhão auricular, o que, fatalmente, promoverá maior ocorrência de realimentação acústica (microfonia).

- Em clientes que não podem utilizar amplificação por via aérea decorrente de alterações da orelha externa que impossibilitam a colocação do molde ou aparelho no meato acústico externo (malformação de orelha externa, otite média crônica etc.). Nestes casos, o aparelho convencional com receptor externo, do tipo vibrador, constitui-se uma das opções (adaptação por via óssea).

COMPONENTES DAS PRÓTESES AUDITIVAS

A prótese auditiva tem como função principal a amplificação sonora da forma mais adequada e satisfatória possível. Para que este sistema funcione da melhor forma possível, faz-se necessária a existência de alguns componentes indispensáveis que serão apresentados a seguir:

Microfone ou transdutor de entrada

Capta o som do meio ambiente e transforma-o em onda elétrica equivalente, que será processada dentro da prótese auditiva.

Podem apresentar características especiais quanto à sensibilidade, direção da fonte sonora e resposta de frequências transmitidas.

Amplificador

Aumenta a intensidade das ondas elétricas captadas pelo microfone. É responsável pelas características de ganho da prótese auditiva.

Receptor

Transforma a energia elétrica já amplificada em onda sonora e a transmite à orelha do cliente. O som, então, é transmitido pelo molde auricular ou diretamente para a membrana timpânica do usuário da prótese auditiva.

Controle de volume

Gradua a intensidade de saída

É uma pequena rodinha cuja rotação permite o ajuste manual do volume de acordo com as necessidades individuais. Em alguns tipos de aparelho, o volume pode ser regulado pelo controle remoto.

A escala de volume pode-se apresentar numerada ou em cores. Nunca usar no volume máximo, para que não haja distorção do som ou até mesmo retroalimentação ("apitos").

No caso de crianças pequenas, os pais devem ser orientados a alterar a posição do controle de volume de acordo com as observações do comportamento da criança. Para as crianças maiores e adultos deve ser explicada a forma de manipulação desse controle para que sejam capazes de efetuar, tranquilamente, as mudanças desejadas.

O ideal é que esta manipulação seja realizada com o aparelho já colocado na orelha, o que pode requerer treino e orientação sistemática. O usuário deve alterar a posição do controle de volume sempre que houver necessidade, procurando o nível mais confortável de audição, deixando-a inalterada até que nova mudança seja necessária, em razão de mudança de ambiente ou de situação.

O controle de volume deve ser aumentado em ambientes silenciosos ou reduzido na presença de ruídos. É evidente que existe um período de treinamento e adptação para que o indivíduo consiga realizar facilmente os ajustes desejados.

Ouvir mais alto não significa, necessariamente, entender melhor. Por outro lado, também não deve ser utilizado em sua posição mínima, uma vez que o usuário não pudesse reduzi-la em situações de ruído ambiental excessivo. A posição ideal do controle de volume deveria estar situada entre a metade e os dois terços de sua rotação total, o que possibilitaria ajustes tanto para aumentar quanto para abaixar a intensidade do sinal sonoro.

Devemos lembrar que, com a prótese auditiva, os sons serão percebidos de uma maneira diferente, ou porque não eram audíveis, sendo pouco intensos, ou mesmo porque a amplificação torna-os pouco naturais. Por isso, pode ser necessário utilizar um processo gradual de adaptação, além de treinar a identificação de sons ambientais.

Chave liga/desliga

Controla mudança de função

Existem dois tipos de recursos para ligar e desligar a prótese: através da chave liga/desliga, e da abertura e fechamento do compartimento da bateria.

De forma geral, os aparelhos retroauriculares possuem uma chave liga/desliga com designação **M** (microfone) para ativar o microfone, e **O** (off) para desligá-lo. Alguns são desligados apenas quando a pilha é removida, outros quando ela é desconectada por um deslocamento do seu compartimento. Nos intracanais é comum a chave liga/desliga encontrar-se no próprio controle de volume.

É aconselhável desligar o aparelho antes de ser colocado ou removido da orelha, com o intuito de evitar a ocorrência de microfonia e consequente desconforto para o usuário.

Chave de seleção de entrada

Os aparelhos de amplificação retroauricular podem ter uma chave onde aparecem as letras **M, MT** ou **T**, sendo que em alguns aparelhos pode estar juntamente com a chave liga/desliga. Quando presente, normalmente deve estar na posição **M**, ativando o microfone para amplificação, tanto dos sons ambientais, quanto de fala. A posição **T** ativa a bobina telefônica (ou bobina de indução magnética), que possibilita a captação e amplificação somente dos sons oriundos do telefone. A posição **MT** permite tanto a recepção dos sons ambientais, quanto do telefone.

Limitador de saída

Recurso encontrado em alguns aparelhos para graduar a saída do som.

Bateria

Fonte de energia que alimenta todos os componentes.

Quando a bateria vier com selo de proteção, proceda da seguinte maneira: primeiro retire o selo, espere dois minutos e coloque-a no compartimento fechado logo a seguir. Deve-se observar que o sinal positivo (+) da bateria deverá estar do mesmo lado do sinal (+) da prótese.

A maioria das pilhas usada em próteses auditivas é do tipo zinco-ar, que possui um pequeno orifício que permite a entrada de ar, só começando a atuar depois que o selo que veda este orifício é retirado de sua superfície e o ar entra em contato com seus componentes. Este tipo de pilha pode ser estocado por longo tempo sem perda de qualidade. Quando o selo protetor é retirado, estas pilhas começam a descarregar lentamente, mesmo sem serem usadas.

O desgaste da bateria depende da sua qualidade, da potência da prótese auditiva e do volume usado. A duração média é de aproximadamente, 12 dias. Deve-se evitar que o som fique baixo, levando o cliente a aumentar muito o volume, causando distorções. É importante ter sempre em mãos baterias novas.

O tipo de bateria usada vai depender do modelo da prótese auditiva.

- Retroauricular – 675.
- Minirretroauricular – 13.
- Intra-auricular e microcanal ou CIC – 230 ou 10.
- Intracanal – 312.

A pilha deve ser verificada diariamente, e isto poderá ser feito por um testador. A colocação da pilha na posição correta deve ser assegurada. As pilhas devem ser guardadas em suas próprias embalagens, em locais sem umidade e longe do alcance de crianças e animais para evitar acidentes.

É importante que o usuário tenha pilhas de reserva, não em grande número ou por um período superior a 6 meses.

Quando o aparelho não estiver em uso, é aconselhavél retirar a pilha de dentro do seu compartimento, pois qualquer vazamento de seu material químico pode danificar os circuitos internos do aparelho. Além disso, não se deve esquecer que a tecla **T** não desliga o aparelho, continuando a haver desgaste da pilha.

As pilhas devem ser mantidas fora do alcance das crianças, uma vez que, em razão do seu tamanho reduzido, possam ser facilmente engolidas, causando sufocamento ou outro problema de saúde em razão do material químico nelas contido.

Quando as pilhas acabarem, devem ser jogadas fora, pois não adianta qualquer tentativa de recarregá-las.

Recomenda-se a compra das baterias nos representantes de próteses auditivas.

Molde

Tem a função de fixação, vedação e condução do som amplificado para a membrana timpânica do usuário do aparelho.

CONTROLES UNIVERSAIS (TRIMMERS)

Os controles citados a seguir podem ser encontrados em próteses auditivas de tecnologias analógica e digital, sendo que nestes últimos existe maior variedade de controles, de acordo com o número de algarismos, e da disponibilidade dos *softwares* utilizados por cada fabricante.

- *Controle de ganho:* controla o ganho ideal para o cliente de acordo com sua perda auditiva, sendo determinado de acordo com as limitações permitidas pelo catálogo da prótese auditiva indicada.
- *Controle de tonalidade:* tem a função de alterar o ganho em função da frequência ou a resposta de frequência da prótese auditiva, fazendo com que haja um destaque para os sons agudos e/ou graves, de acordo com a necessidade individual do cliente.
- *Controle de saída:* regula o nível de pressão sonora que será transmitido ao usuário da prótese auditiva, tornando os sons audíveis. Devemos observar o nível de desconforto do cliente, evitando uma superamplificação dos sons, controlando a saída máxima. O nível de saída máxima deve ser ajustado logo abaixo do limiar de desconforto, permitindo maior área dinâmica possível (prevenindo a saturação frequente da prótese). Isto pode ser feito por sistemas tipo corte de picos de intensidade ou por compressão do sinal. Esta característica é definida em decibel nível de pressão sonora (dBNPS), em uma frequência em particular, ou em um gráfico em função da frequência.
- *Controle de volume:* tem a função de permitir ao usuário da prótese auditiva ajustar a intensidade em que está recebendo os estímulos sonoros, adaptando-se, dessa forma, aos diferentes ambientes acústicos.
- *AGCi ou SG (automatic gain control input* ou *gain control):* controle automático de ganho de entrada ou compressão de entrada. Forma de se manter a amplificação em níveis estáveis.
- *AGCo (automatic gain control output):* controle automático de ganho de saída ou compressão de saída. Deve ser ajustado logo abaixo do limiar de desconforto.

- *G (gain control):* ganho máximo que o aparelho pode dar em cada frequência. As modificações mais usadas são: ventilação (controle de frequências baixas), filtros (controle de frequências médias) e efeito corneta (controle de frequências altas).
- *P* ou *MPO (power):* controle de saída máxima – regula o ganho independente do potenciômetro. Valor transmitido ao cliente (valor de entrada + ganho do aparelho).
- *PC (peak clipping):* corte de picos sonoros. É comum quando ocorre a entrada de um som muito alto que pode causar lesão. Indicado, principalmente, para casos de recrutamento.
- *LC* ou *L* ou *NL (low frequency control):* controle de frequências graves.
- *H* ou *NH (high frequency control):* controle de frequências agudas.
- *MPO:* ajuste de potência máxima de saída.
- *AGRAM:* para clientes com graves preservados.
- *T (bobina de indução telefônica):* é um sistema destinado a transformar variações em um campo eletromagnético em sinais elétricos equivalentes, sinais estes que podem ser processados pela prótese auditiva e transmitidos ao seu usuário na forma de som. Muitos usuários de prótese auditiva utilizam-se deste circuito para melhorar a comunicação ao telefone, tornando a fala mais intensa e inteligível.
- *M (microfone):* recebe sinais externos.
- *D (direcional):* identifica que o aparelho possui microfone direcional (cardioide).
- *Entrada direta de áudio:* são entradas elétricas alternativas na prótese. Um sinal elétrico correspondente a uma onda sonora é mandado ao amplificador e depois ao receptor, que transmite a informação como som ao usuário. Estão disponíveis, principalmente, nas próteses retroauriculares. A entrada de áudio normalmente é um encaixe em que pode ser conectado um fio ligado a um sistema externo (rádio, televisão, gravador de sistemas pessoais e coletivos de amplificação). Os sistemas de frequência modulada (FM) podem, também, utilizar a entrada de áudio como forma de conexão entre o receptor de radiofrequência e a prótese auditiva.

TIPO DE PROCESSAMENTO DO SINAL

Próteses auditivas analógicas

São as que se utilizam do processamento analógico do sinal, ou seja, utilizam a eletrônica convencional para converter a onda sonora, captada pelo microfone, em um sinal elétrico equivalente ou análogo.

As vantagens da utilização da tecnologia convencional analógica são o baixo custo, a miniaturização de seus componentes, a familiaridade existente com a tecnologia e o baixo consumo de energia. Suas limitações são a menor versatilidade dos circuitos, o que torna a adaptação individual mais difícil e as restrições quanto ao processo de sinal, que podem ser realizadas por seus circuitos miniaturizados.

Em uma prótese auditiva analógica é necessário que os ajustes nos controles sejam realizados com o auxílio de uma pequena chave de fenda.

Próteses auditivas digitais

Em 1988, Levitt (*apud* Almeida & Iorio, 2003, p. 13) mencionou que os aparelhos digitais teriam muitas vantagens sobre aqueles que utilizam a eletrônica convencional analógica. Essas vantagens poderiam ser subdivididas em três categorias mais amplas:

1. Capacidade de processamento do sinal que é semelhante, mas superior àquela oferecida pelos aparelhos analógicos.
2. Capacidade de processamento que é exclusiva dos sistemas digitais e que não pode ser implementada nos analógicos.
3. Métodos de processamento e controle dos sinais que modificam a maneira de pensarmos sobre como os aparelhos deveriam ser confeccionados, prescritos e adaptados.

Têm a mesma aparência externa das próteses analógicas.

As diferenças estão no *hardware* e no *software* do processamento do sinal, entre o microfone e o receptor. Em termos de *hardware*, as próteses digitais não têm amplificadores, filtros, compressores, controle de volume e limitadores de saída, pelo menos não do tipo encontrado nos circuitos analógicos. Em vez disso, apresentam conversores analógicos/digitais e digitais/analógicos que convertem o sinal de entrada de analógico em digital, e vice-versa.

Hosford-Dunn (*apud* Iorio, 1998, p. 164) relata que as próteses digitais funcionam da seguinte forma:

A) Um microfone de alta *performance* transduz o som em um sinal elétrico analógico.
B) As frequências acima da área audível são removidas por um filtro.
C) O sinal analógico filtrado passa por um conversor analógico/digital que o transforma em um sinal digital numérico em uma velocidade muito rápida.
D) A representação digital é processada por um *chip*, de acordo com os seus vários algoritmos.
E) O sinal digital processado passa por um conversor digital/analógico.
F) Este sinal passa através de um filtro passa-baixo.
G) É reconvertido em energia sonora por um receptor.

Segundo Hecox, 1989 (*apud* Almeida & Iorio, 2003, p. 14), uma prótese auditiva é considerada completamente digital quando possui um conversor analógico-digital, que converte o sinal de fala em dígitos para poderem ser processados.

Cudahy e Levitt, 1994 (*apud* Almeida & Iorio, 2003, p. 14), referiram ser muitas as vantagens dos aparelhos digitais sobre os analógicos, ressaltando:

- A capacidade de programação.
- Maior precisão no ajuste dos parâmetros eletroacústicos.
- Capacidade de automatização, que inclui autocalibração.
- Controle da realimentação acústica.
- Utilização de técnicas avançadas de processamento do sinal digital para redução de ruído.
- Níveis automáticos de controle do sinal.
- Ajustes autoadaptativos em função de mudanças acústicas ambientais.

Todos os clientes com perdas auditivas são candidatos ao uso de próteses auditivas digitais, com exceção dos clientes portadores de perdas de grau profundo, que necessitam de grande ganho e saída.

Próteses auditivas digitalmente programáveis

A primeira utilização prática da tecnologia digital nas próteses auditivas foi a possibilidade de serem programadas. Essa é a característica básica de um sistema digital, sendo, na prática, necessária para capacitar todos os outros traços digitais.

Utilizam amplificação analógica e programação digital.

O circuito analógico funciona exatamente como nas próteses analógicas convencionais. A porção digital do circuito é utilizada para programar as características da resposta de frequência e os filtros de compressão que irão estabelecer a forma de desempenho do amplificador analógico.

As características desejadas para cada cliente são transmitidas à prótese de uma unidade externa de programação e armazenadas em uma memória digital contida na prótese. Essa memória digital poderá ser reprogramada sempre que necessário.

Em uma prótese auditiva digitalmente programável, uma simples conexão com a unidade de programação permite o acesso a todos os ajustes disponíveis no circuito. Sempre que necessário, o sistema pode ser reprogramado ou ajustado rapidamente.

A remoção dos controles mecânicos tornou os aparelhos menores, com mais parâmetros eletroacústicos, que podem ser controlados, resultando em maior versatilidade e tornando o trabalho de adaptação mais individual.

Este tipo de eletrônica possibilita estocar mais de um conjunto de ajustes dentro de uma mesma prótese, o que permite ao cliente selecionar a opção mais adequada às suas necessidades auditivas.

O aparelho pode ser programado para funcionar de forma diferente, dependendo do ambiente acústico em que seu usuário se encontre. São aparelhos que dizemos ter múltiplas memórias.

O número de ajustes permitidos dependerá da quantidade de memórias existentes na prótese auditiva e do modo de acesso que o usuário terá a elas, isto é, controle remoto ou chaves mecânicas.

Existem os seguintes tipos disponíveis de memórias que podem ser utilizadas nesses aparelhos:

- *A Ram (Random Access Memory):* é um tipo de memória digital volátil, para a qual uma segunda pilha é necessária, a fim de reter os parâmetros nela programados quando o aparelho é desligado.
- *A PROM (Programmable Read Only Memory):* é não volátil, sendo a programação realizada uma única vez.
- *A EPROM (Erasable Programmable Read Only Memory):* pode ser apagada, e os parâmetros modificados após exposição à luz ultravioleta.
- *A EEPROM (Electrically Erasable Programmable Read Only Memory):* os parâmetros programados podem ser alterados, apagando-se os previamente estocados e substituindo-os por outros.

TIPO DE AMPLIFICAÇÃO

Amplificação linear

Significa que a variação do Nível de Pressão Sonora (NPS) de saída tem uma relação constante e direta com a variação do sinal de entrada. O NPS de saída tem um aumento de número de decibéis equivalente ao aumento no NPS de entrada até o ponto onde é atingido o nível de saturação da prótese auditiva. A amplificação linear é também descrita como tendo, na região de operação, razão de 1:1 dB; inclinação de 45 graus ou ganho constante.

A amplificação linear é bastante comum e possui uma qualidade sonora boa, se o ganho da prótese não for muito grande, e o limite de saturação não for muito baixo. Pode ser utilizada com sucesso em indivíduos portadores de perdas auditivas poucos ou não recrutantes.

Amplificação não linear

A maioria dos sistemas de amplificação não linear consiste em alguma forma de compressão.

Compressão ou Controle Automático de Ganho (AGC) é um sistema utilizado para descrever a redução automática do ganho da prótese auditiva a partir de um determinado NPS de entrada, normalmente para evitar um nível de saída excessivamente intenso. O resultado é uma razão de entrada e saída da prótese menor que 1:1. O ganho é reduzido por outros meios que não o corte de picos. Os instrumentos de compressão tradicionais têm um circuito de monitorização em algum ponto do circuito, que, automaticamente, reduz o ganho da prótese de acordo com a magnitude do sinal amplificado.

A amplificação não linear, que consiste em alguma forma de compressão, era indicada para clientes com sérios problemas de intolerância a sons intensos. Ou seja, se o cliente apresentasse recrutamento intenso, alguma forma de controle automático de ganho (AGC) era selecionada. Caso contrário, indicava-se amplificação linear.

CARACTERÍSTICAS ELETROACÚSTICAS DO AASI

> *"As próteses auditivas possuem características eletroacústicas de ganho, resposta em frequências e nível de pressão sonora de saturação, as quais devem ser individualmente prescritas e adaptadas, de forma a atender às necessidades audiológicas do deficiente auditivo. O ganho acústico deve estar sempre relacionado ao grau de perda auditiva, a resposta em frequência à configuração do audiograma e o nível de pressão sonora de saturação deve ser ajustado de forma a não exceder os níveis de desconforto individuais, preservando o conforto do usuário e evitando a ocorrência de superamplificação." (Almeida in Almeida & Iorio, 2003, p. 255.)*

As características eletroacústicas de uma prótese auditiva são a descrição de seu desempenho operacional quando processam o sinal sonoro.

As principais características eletroacústicas das próteses auditivas estão em correlação direta às características de uma audição deficiente. Elas são, basicamente: o ganho acústico, relacionado com o grau de perda auditiva; a resposta de frequências, relacionada com a configuração do audiograma do indivíduo, e a saída máxima, relacionada com o nível de desconforto para sons intensos apresentado pelo mesmo.

Ganho acústico

É a diferença de intensidade em decibéis (dB), entre o som que sai e o som que entra na prótese auditiva. Dessa forma, para uma prótese auditiva com 40 dB de ganho, um som ambiente de 60 dB será fornecido ao usuário com uma intensidade de 100 dB.

O ganho da prótese auditiva é, basicamente, uma característica do amplificador que ela possui, combinado com as regulagens a que está submetido.

Podem-se fazer modificações nos moldes auriculares, promovendo alterações nas curvas de respostas das próteses auditivas, independentemente da posição dos seus controles internos. As modificações mais utilizadas são: a ventilação para controlar a resposta de baixa frequência, os filtros acústicos para o controle de frequências médias, e o efeito corneta para enfatizar a resposta em altas frequências.

O ganho acústico fornecido por uma prótese auditiva para um determinado indivíduo pode ser também verificado, diretamente, por meio de medidas específicas. Quando o ganho de uma prótese é definido em termos da diferença dos limiares de audibilidade em campo livre com e sem a prótese auditiva, dá-se a este valor o nome de ganho funcional.

> *"O ganho funcional é um procedimento de verificação comportamental, embora seja considerado, por alguns autores, como um procedimento de validação da amplificação, por fornecer uma ideia do desempenho auditivo do paciente com próteses auditivas, diferentemente do que ocorre com as medidas de inserção que avaliam o desempenho do aparelho na orelha do paciente." (Matas & Iorio in Almeida & Iorio, 2003, p. 305.)*

Quando o ganho acústico da prótese é definido, em termos da pressão sonora, em um ponto da orelha do usuário com a prótese e o nível de pressão sonora neste mesmo ponto sem a prótese, dá-se a este valor o nome de ganho de inserção.

> *"Ganho de inserção é a diferença entre o nível de pressão sonora em um ponto específico do meato acústico externo com prótese auditiva e o nível de pressão sonora, no mesmo ponto, sem prótese auditiva. Trata-se de um método objetivo, pois não necessita da colaboração do paciente, uma medida física que avalia a amplificação fornecida pela prótese auditiva na orelha do paciente, sendo capaz de deter variações menores do que 5 dB, avaliar frequências intermediárias através de uma varredura de frequências e não sofrer interferência de ruído ambiental." (Matas & Iorio in Almeida & Iorio, 2003, p. 308.)*

Segundo Hawkins (*apud* Matas & Iorio *in* Almeida & Iorio, 2003, p. 308), as medidas do ganho funcional incorporam uma variedade de fatores que não estão presentes nas medidas do ganho de inserção, sendo eles: difração do corpo e cabeça; localização do microfone da prótese auditiva; dimensões do molde; volume residual de ar entre a ponta do molde auricular e a membrana timpânica; e impedância da orelha média. Estes fatores são os responsáveis pelas diferenças obtidas entre o ganho funcional e o ganho de inserção, sendo essas maiores nas altas frequências em que o ganho de inserção superestima o ganho funcional.

Resposta de frequência

É a resposta do sistema de amplificação para cada frequência dentro da faixa de frequência do aparelho. Cada aparelho possui uma faixa de frequência diferenciada. Uns são mais agudos, outros mais graves e outros mais lineares. Para se calcular a faixa de frequência faremos: 500 Hz + 1.000 Hz + 2.000 Hz = ×/3 – 15 dB.

Saída máxima

Todos os indivíduos, normais ou com perdas de audição, possuem um limite a partir do qual qualquer som mais forte se torna desconfortável. Este limite é chamado nível de desconforto.

Saída máxima de uma prótese auditiva é o maior nível de pressão sonora que ela deve ou é capaz de produzir.

Se a saída máxima de uma prótese auditiva não for adequada, pode impedir a utilização da prótese ou, ainda, gerar um deslocamento temporário ou, mesmo permanente, dos limiares de audibilidade.

> *"A saída máxima de uma prótese auditiva relaciona-se diretamente ao nível de desconforto auditivo para altas intensidades sonoras apresentado pelo seu usuário: um aparelho não deve provocar incômodo; portanto, a saída máxima sempre deve ser ajustada em um nível de intensidade inferior ao de desconforto." (Menegotto, Almeida & Iorio in Almeida & Iorio, 2003, p. 77.)*

VANTAGENS E LIMITAÇÕES DE CADA TIPO DE PRÓTESE AUDITIVA

Grau de Perda	Retro-auricular	Intra-auricular	Intra-canal	Micro-canal	Haste de Óculos	Caixa
Facilidade de inserção e remoção	#	# # #	# # #	# # #	#	#
Facilidade de manipulação dos controles externos	# # #	# #	#		# # #	# # #
Versatilidade eletroacústica (programável)	# # #	# # #	# # #	# # #		
Versatilidade eletroacústica (analógica)	# #	#			#	# #
Ganho acústico e saída máxima elevados	# #	#			# #	# # #
Microfones direcionais	# # #	# # #				
Compatibilidade com telefone	# # #	#	#	# # #	# # #	#
Aceitação estética	#	#	# #	# # #		
Custo	# #	# # #	# # #	# # #	#	#

Fonte: Campos; Russo & Almeida *in* Almeida & Iorio, 2003, p. 47.

SELEÇÃO DO TIPO DE PRÓTESE AUDITIVA DE ACORDO COM O GRAU DE PERDA DE AUDIÇÃO

Grau de Perda	Retro-auricular	Intra-auricular Concha	Intra-auricular ½ Concha	Intra-canal	Mini-canal	Micro-canal	Comentários
Leve	#	#	#	#	#	#	Importante; Lembrar do efeito de oclusão
Leve/ Moderada	#	#	#	#	#	#	Importante: ventilação, exceto no microcanal
Moderada	#	#	#	#	R	#	Maior versatilidade de adaptação
Moderada/ Severa	#	#	#	R	N	#	Importante: ganho acústico. Risco de realimentação acústica!
Severa	#	#	R	N	N	R	Importante: ganho acústico. Risco de realimentação acústica!
Severa/ Profunda	#	R	N	N	N	N	Importante: ganho acústico. Risco de realimentação acústica!
Profunda	#	N	N	N	N	N	Única opção

Obs.: R = Risco elevado, mas possível, dependendo da tecnologia utilizada.
N = Não tente! Incidência elevada de falhas ou adaptação totalmente inviável.
Fonte: Campos; Russo & Almeida *in* Almeida & Iorio, 2003, p. 49.

ORIENTAÇÕES DE USO E MANUSEIO

- *Colocação da pilha:* acertar o lado + da pilha com a caixa do aparelho.
- *Troca da pilha:* sinais de pilha fraca: o cliente sentirá barulho de motor de popa (intermitente), não realimentando, sinal de descarga elétrica (som arranhando) e não mais apitando ao colocar próximo à orelha.
- *Colocação do aparelho na orelha:* encaixar o molde (no caso do retroauricular) ou o próprio aparelho de forma que encaixe no conduto totalmente sempre desligado ou com volume 0 (evitar que o cliente se assuste com apito forte). Utilizar espelho para que o próprio cliente consiga manusear o aparelho.
- *Liga/desliga/volume:* depois de colocado o aparelho na orelha do cliente, orientar quanto ao manuseio das chaves, de forma que o próprio passe a controlar o

aparelho. Recomendar nunca usar o volume acima do necessário (normalmente em 2 ou 2,5, no máximo).

- *Limpeza do molde:* nos casos de retroauriculares, orientar como desconectar o molde do aparelho e lavar em água e sabão. Se o molde for acrílico, ainda pode ser usado um desinfetante do tipo "germikil", mas apenas em raros casos de cliente com otite crônica, que deverá ter um molde reserva para uso alternado.
- *Retirada do aparelho:* retirar para tomar banho e dormir e sempre guardá-lo dentro da caixa com o porta-pilha aberto.

CUIDADOS COM A PRÓTESE AUDITIVA

O aparelho auditivo, por ser um aparelho eletrônico, necessita de alguns cuidados:

- Não ficar exposto à umidade.
- Não ser molhado.
- Não ser colocado quando o cabelo estiver molhado.
- Não ser utilizado na chuva.
- Não ser usado na piscina ou na praia.
- Não colocará *spray* de cabelo, creme ou perfume na área de contato com o aparelho auditivo.
- Na transpiração excessiva (ginástica) o aparelho deve ser retirado.
- Não deve ser exposto ao sol e nem ao calor do secador de cabelo.
- Evite quedas para não afetar sua estrutura eletrônica.
- Mantenha-o fora do alcance de animais.
- Quando não estiver usando o aparelho, é importante deixá-lo desligado com a bateria fora do compartimento para que não haja oxidação (ferrugem).

PROBLEMAS QUE PODEM SURGIR COM A PRÓTESE AUDITIVA

Problemas	Soluções
O aparelho não está funcionando:	
▪ a pilha pode estar gasta	▪ trocar a pilha
▪ a pilha pode estar mal colocada	▪ encaixar corretamente
▪ a chave liga/desliga pode estar com a letra T	▪ colocar a chave na letra M
▪ o molde pode estar obstruído por cerúmen	▪ lavar o molde
▪ o tubo pode estar com gotículas de água	▪ deixar secar o tubo
▪ o compartimento da bateria pode ter ferrugem	▪ levar para assistência técnica
▪ o volume pode estar no ϕ (zero)	▪ aumentar o volume
O aparelho está apitando (microfonia)	
▪ o molde pode estar com folga	▪ refazer o molde
▪ o molde pode estar obstruído por cerúmen	▪ lavar o molde
▪ o volume pode estar inadequadamente aumentado	▪ colocar no volume adequado
▪ o tubo do molde pode estar mal encaixado	▪ encaixar corretamente o molde
▪ o tubo do molde pode estar rachado ou furado	▪ trocar o tubo

O aparelho apresenta som intermitente (presença e ausência de som)	
▪ o compartimento da bateria pode estar com ferrugem	▪ levar para assistência técnica
▪ o tubo do molde pode estar torcido	▪ trocar o tubo
▪ a pilha pode estar fraca	▪ trocar a pilha
▪ o circuito interno pode estar com defeito	▪ levar para a assistência técnica

Fonte: Série audiologia. Edição Revisada – RJ. INES, 2003, p. 75.

CAPÍTULO 3 MOLDE AURICULAR

É um acessório destinado a adaptar, conduzir e modificar a recepção sonora no conduto auditivo externo.

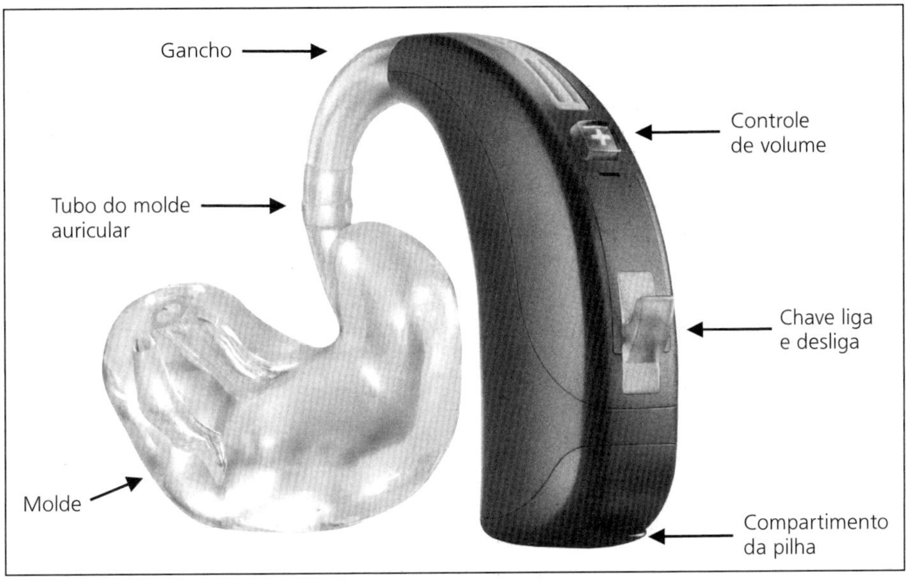

HISTÓRICO

No final da década de 1920, um dentista, usuário de prótese auditiva, Mayer Schier, confeccionou seu próprio molde auricular.

A partir daí começaram a surgir firmas que se utilizavam de materiais dentários, confeccionando moldes de tamanhos diferentes com individualização das orelhas. Estes moldes eram fabricados com material de borracha colorida.

Mais tarde passaram a fazer uso do plástico, até chegarem aos moldes antialérgicos de acrílico ou silicone.

A partir da invenção das próteses auditivas retroauriculares, grande importância foi dada aos moldes auriculares individuais, não só em relação aos aspectos estéticos, mas, principalmente, às modificações acústicas. Tais modificações têm como finalidade incrementar o ganho acústico da prótese, promover melhor inteligibilidade de fala e facilitar o processo de adaptação do usuário, tornando a amplificação mais natural.

CONCEITO E FUNÇÃO DOS MOLDES

Os moldes auriculares são peças individualmente confeccionadas, geralmente de acrílico ou silicone, que, inseridas no meato acústico externo, têm como função primária conduzir o som amplificado pela prótese auditiva até a membrana timpânica. Podem ser fabricados com diversos materiais em diferentes estilos e configurações.

No caso de aparelhos retroauriculares, o molde é acoplado ao ganho do aparelho através de um tubo plástico. Para aparelhos de caixa o molde é acoplado por uma arruela que o conecta diretamente ao receptor. Nos aparelhos intra-aurais e intracanais, o molde é a própria caixa do aparelho.

As principais funções do molde são:

- Ligar acusticamente a prótese à orelha do usuário.
- Prover uma vedação acústica satisfatória.
- Reter a prótese no pavilhão auditivo.
- Modificar acusticamente o sinal produzido pela prótese.
- Ser confortável para uso por um longo período de tempo.
- Ser esteticamente aceitável pelo cliente.
- Ser facilmente manuseado pelo cliente.

> *"O sucesso da adaptação de uma prótese auditiva depende essencialmente de três parâmetros: ganho, saída e resposta de frequência. Estes parâmetros são regulados eletronicamente através de controles internos na prótese (como: grave, agudo, saída, ganho, compressão, entre outros) e, acusticamente, através de modificações no ângulo da prótese, no tubo plástico do molde e no próprio molde, como no caso das próteses intra-aurais, cuja cápsula (molde) é a própria prótese. A escolha do molde deve atender às necessidades audiológicas do paciente, para garantir pleno benefício da amplificação.*
> *Antes de iniciar um processo de moldagem da orelha externa do paciente, é necessário conhecer a anatomia da mesma, assim como a terminologia utilizada para os principais pontos anatômicos.*
> *Além disso, deve-se conhecer também o meato acústico externo (MAE), o qual é formado de pele, cartilagem, músculo e osso." (Radini in Braga, 2003, p. 23.)*

CONFECÇÃO DO MOLDE AURICULAR

Para confeccionar o molde é necessário uma moldagem prévia da orelha do cliente, denominada pré-moldagem.

Antes de iniciar o processo de moldagem, é importante examinar o pavilhão e o meato acústico externo através do uso de um otoscópio. Esta inspeção fornece ao(à) fonoaudiólogo(a) importantes informações sobre o cliente:

- O tamanho da impressão a ser tomada.
- O comprimento, a direção e o diâmetro do MAE.
- A forma e o contorno do MAE.
- A presença de qualquer problema que possa impedir a moldagem (otites, corpo estranho, rolha de cerúmen...). Quando problemas deste tipo são encontrados, é necessário encaminhar para um procedimento otorrinolaringológico.

> *"Perfurações de membrana timpânica ou presença de tubos de ventilação, embora não sejam fatores que impeçam a moldagem, exigem um cuidado redobrado na colocação do tampão de algodão para completa vedação do meato acústico externo, impedindo que a massa atinja a membrana timpânica e/ou o tubo de ventilação. O colabamento do meato pode dificultar a penetração da massa e, nesses casos, sugerimos o uso de um tampão de algodão largo o suficiente para manter o canal aberto, enquanto a impressão é tirada.*
> *Extremo cuidado deve ser tomado ao moldar orelhas que já sofreram cirurgias, como mastoidectomia radical ou fenestração, nas quais as cavidades internas são maiores e modificadas em nível ósseo e epitelial. Frequentemente, não existem mais membrana timpânica e ossículos, sendo a pele que recobre a cavidade extremamente delicada. Nesses casos, atenção e cuidado redobrados são fundamentais para garantir uma moldagem perfeita e sem riscos para o indivíduo. Orientamos que o profissional solicite informações médicas sobre o caso e ajuda para realizar a moldagem, uma vez que podem ser necessários múltiplos tampões para que a moldagem possa ser realizada com segurança. Não devemos nos esquecer de que, nesses casos, a cavidade interna é maior e irregular, o que significa que o material de impressão injetado em seu interior não pode ser retirado pela abertura do meato acústico externo." (Almeida & Taguchi in Almeida & Iorio, 2003, p. 193.)*

Para a moldagem será necessário o seguinte material:

- Otoscópio, já utilizado para inspecionar o meato acústico externo.
- Lanterna.

- Bloqueador ou *otoblock* – pedaço de algodão amarrado a uma linha ou fio de náilon, ou uma espuma já preparada para este fim.

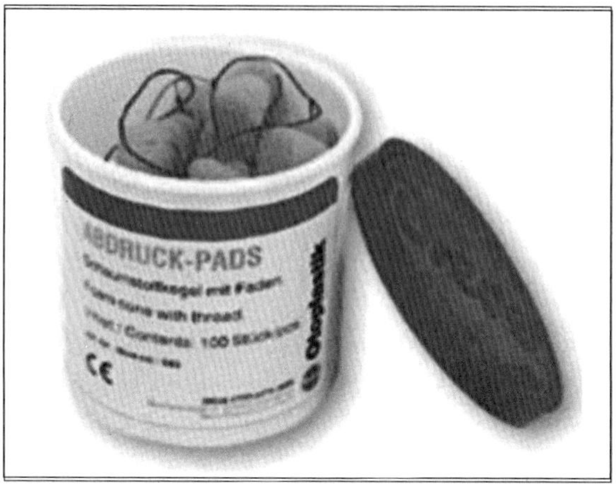

- Massa propriamente dita, específica para impressão de orelha (as mais utilizadas são à base de silicone, constituídas de duas massas que reagem entre si).
- Seringa ou pistola.

Preferencialmente, o material deve ser arrumado com antecedência.

A primeira etapa para a confecção do pré-molde é um tampão de algodão *(otoblock)* preso a uma linha. Este tampão é introduzido no meato acústico externo para impedir o avanço da massa e ajudar na retirada do pré-molde.

O tampão deve ser introduzido no meato com o auxílio da lanterna até a segunda curva. Deve-se olhar com o otoscópio após a introdução para garantir que o bloqueador esteja fechando, completamente, o diâmetro do meato.

Os principais objetivos do tampão são prevenir que o material de impressão não atinja a membrana timpânica; dar segurança, quando o material de impressão for introduzido no meato; assegurar um completo corte transversal do meato.

Para a realização do pré-molde, dois tipos de materiais podem ser utilizados: um à base de acrílico, e outro à base de silicone.

O primeiro consiste em um pó (polímero) e um líquido (monomêro), e o segundo em duas pastas, uma contendo material base, e a outra, o catalisador.

A primeira mistura encontra-se em desuso, tendo em vista que o pré-molde final pode sofrer deformações, advindas do calor excessivo ou durante o seu transporte até o laboratório, além do incoveniente fenômeno de liberar energia térmica, dentro do meato acústico externo durante o seu endurecimento que, em casos extremos, pode causar uma leve queimadura da pele.

O silicone é um material extremamente flexível, estável e hipoalergênico. O catalisador é o elemento que, se usado em maior ou menor quantidade, dará consistência e rigidez à massa introduzida no meato acústico externo.

As duas técnicas utilizadas para a introdução do material do pré-molde no meato acústico externo são: a manual e a com seringa. A técnica com seringa é a mais recomendada por obter pré-moldes mais precisos. Para qualquer técnica utilizada é necessário cautela a fim de evitar deformações do meato acústico externo e pavilhão auricular por pressões desnecessárias e para que a massa preencha todo o espaço necessário. É a partir do pré-molde que o protético ira confeccionar o molde definitivo.

Os materiais tradicionalmente utilizados na confecção dos moldes auriculares são por acrílico e/ou silicone.

O acrílico rígido ou metacrilato de metil tem formato definitivo e permite qualquer modificação estética ou acústica, é de fácil limpeza e tem maior durabilidade. Existe o risco de ocorrerem lesões no pavilhão auricular ou meato acústico externo, quando, sob ação de impactos, eles se quebrarem.

O acrílico flexível ou metacrilato de etil, depois de certo tempo de uso, fica escuro e pegajoso, é poroso, absorve secreção e suor, sendo, portanto, de pouca durabilidade. Seu molde deverá ser refeito a cada 3 ou 4 meses, visto que pode encolher, tornar-se rígido, apresentar alterações de cor ao longo do tempo, bem como deformar, quando submetido a altas temperaturas.

O silicone é macio, hipoalergênico, proporciona maior vedação e maior conforto, mas tem a desvantagem de ser poroso e de difícil polimento. Os maiores problemas desse material estão relacionados com a colocação e fixação do tubo plástico (no molde invisível) e da arruela (no molde direto), além de ser um material difícil de ser perfurado. Por essa razão, não é possível realizar neles muitas das modificações estéticas e, em especial, as acústicas.

Existe ainda o vinil ou PVC (termoplástico macio) e o polietileno (sólido e antialérgico), mas dificilmente esses materiais são encontrados no Brasil.

Deve-se seguir a seguinte sequência para a impressão:

A) Misture a massa e coloque dentro da seringa.
B) Pressione a massa dentro da seringa e retire o início do material para eliminar as bolhas de ar.
C) Introduza a massa no meato, preenchendo-o.
D) Preencha toda a área da concha, delicadamente.
E) Após o completo preenchimento, toque com o seu dedo delicadamente.
F) Espere a massa endurecer e, então, retire a moldagem.

Se o cliente usar óculos ou dentaduras, certifique-se de que esteja(m) no lugar, enquanto toma a impressão. Estes acessórios podem alterar a forma do MAE.

Peça ao cliente para falar e mastigar depois que o material de impressão for introduzido. Isto é para assegurar o uso de um molde confortável, que não se removerá, quando os músculos do maxilar comprimirem o meato acústico. Esta prática resulta geralmente em menos problemas de microfonia *(feedback)*, fornecendo uma adaptação mais confortável.

O material de impressão deve ser deixado na orelha do indivíduo cerca de 5 a 10 minutos até o seu completo enrijecimento. Esse tempo pode ser maior ou menor, dependendo da temperatura ambiental e da quantidade de catalisador empregada.

A melhor forma de avaliar se a impressão está pronta para ser retirada é fazer nela uma marca com a unha: se o material de impressão ficar marcado, aguarde mais alguns instantes para retirar a moldagem; se não ficar, significa que o processo de enrijecimento se completou, e a impressão pode ser retirada. Sua retirada deverá ser feita com cuidado, soltando-se a área da anti-hélix e girando a impressão para a frente e para fora, até desprendê-la completamente, puxando juntamente o fio do tampão.

Reexamine o meato acústico externo para certificar-se de que nenhum resíduo do material de moldagem ou fibra do tampão de algodão permaneceu em seu interior. Analise o trabalho atentamente antes de enviá-lo para o laboratório.

Uma das partes mais difíceis é fazer uma autocrítica para avaliar a moldagem feita, mas esta é essencial, pois uma boa impressão é o fator principal para alcançar uma bem-sucedida adaptação. É importante que o profissional critique a impressão que ele fez antes de enviá-la para o laboratório.

Os principais pontos a serem avaliados são: se a impressão está uniforme e completa; se o canal é suficientemente longo para mostrar o início da segunda curva; se a porção do hélix está claramente definida na impressão; se o trágus está claramente definido, para auxiliar no momento do corte para confecção, principalmente de próteses intra-aurais; se a concha está completa; se há marcas de solda (causadas pelo material de impressão que secou muito rapidamente); se estão todas as depressões da concha preenchidas e não pressionadas demais contra a mesma.

Atenção especial deve ser dada para o diâmetro e comprimento do canal da impressão, de acordo com o grau da perda auditiva do cliente:

- *Para perdas leves:* o canal deve ser curto e alcançar a primeira curva do MAE.
- *Para perdas moderadas:* o canal deve ir além da primeira curva, e o diâmetro deve ser capaz de acomodar opções acústicas que poderão ser necessárias.
- *Para perdas severas e profundas:* o canal pode precisar ser alongado e ampliado além da segunda curva, e o diâmetro sempre deve estar completo.

Um molde bem confeccionado e adequado às necessidades auditivas da criança é o primeiro passo para uma adaptação bem-sucedida da amplificação. Muitas vezes, as reações negativas da criança ao uso do aparelho podem estar relacionadas com problemas nos moldes, como:

- Reações alérgicas ao material.
- Desconforto.
- Moldes muito justos ou folgados etc.

TIPOS DE MOLDES

Direto ou regular

É usado nos aparelhos de caixa ou convencional (bolso), onde o receptor é acoplado por uma arruela de metal com mola de pressão. Atualmente é raro.

Deve preencher toda a concha do pavilhão auricular, já que, geralmente, é utilizado em aparelhos de grande potência com maior risco de ocorrer realimentação.

O molde é ligado a um receptor externo conectado à prótese de fio. Material: acrílico ou silicone.

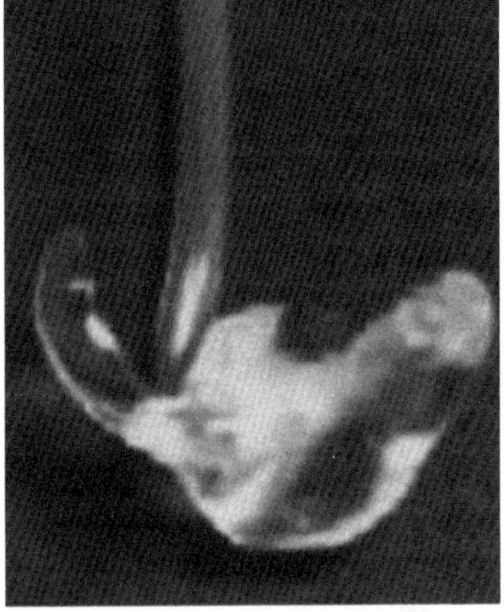

Invisível simples

A área do hélix e parte da concha são suprimidas, tornando-o mais fácil de ser inserido e retirado da orelha. Por essa rezão, é especialmente indicado para idosos ou para indivíduos com problemas de destreza manual.

Molde bastante utilizado, porque veda com eficiência o MAE na maioria das adaptações, deixando um espaço aberto na concha (o que o torna mais estético). Material: acrílico ou silicone.

Invisível duplo ou esqueleto sem ou com hélix

A duplicidade das hastes permite maior fixação e estabilidade. É similar ao molde concha, sendo removida a parte central, fornecendo melhor conforto e menor volume. Material: acrílico ou silicone.

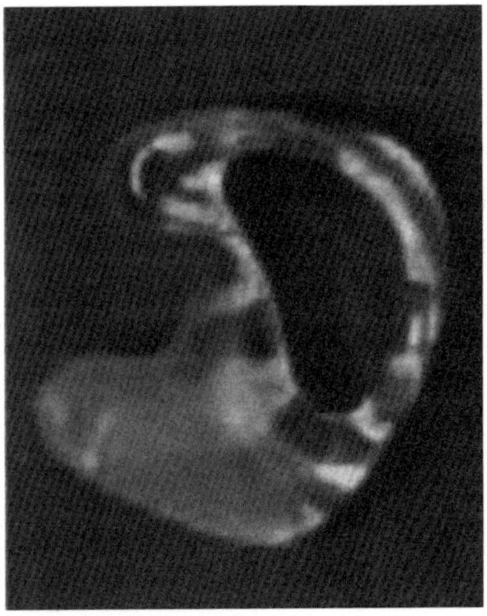

Passarinho ou semiesqueleto

A ausência da parte posterior da concha facilita sua inserção e remoção. Especialmente indicado para idosos e adultos, quando houver dificuldades motoras, pavilhão auricular pequeno ou enrijecimento excessivo da cartilagem. Material: acrílico.

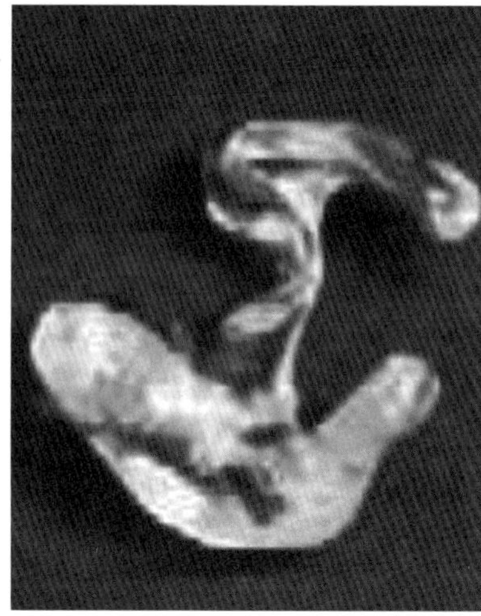

Canal

Tem toda a área da concha e do hélix removida, restando apenas o canal. Ele é discreto e fácil de inserir, mas a retenção no MAE pode ser um problema decorrente do movimento da mandíbula, possibilitando a microfonia.

Pode ser adaptado em clientes com um conduto longo e, preferencialmente, com perdas auditivas leves e moderadas. Geralmente é indicado para atender necessidades estéticas, devendo ser longo a fim de evitar problemas de deslocamento e microfonia durante a fala e a mastigação. Material: acrílico ou silicone.

Concha

Preenche completamente a área da concha, proporcionando maior vedação acústica e impedindo microfonia e incrementando o ganho do AASI. É o tipo de molde mais indicado para as próteses de grande ganho e saída, pois a ocorrência de microfonia é diretamente proporcional à potência do AASI.

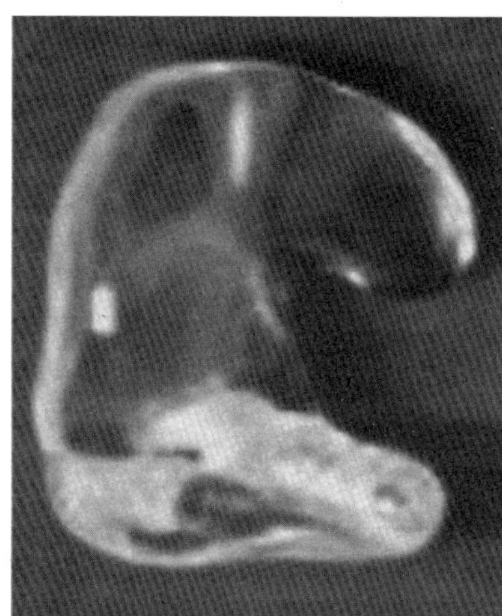

Uma versão mais leve do molde concha pode ser feita, removendo-se grande parte do material da concha, deixando esta área escavada. Este tipo de molde é o concha escavada e é indicado para crianças usuárias de AASI potente. Material: acrílico ou silicone.

Aberto

Consiste em uma diminuição tanto no diâmetro como no comprimento do canal do molde. Pode ser usado quando a ventilação se torna insuficiente; porém, a microfonia pode ocorrer com mais facilidade. Material: acrílico ou silicone.

Tampão

Semelhante ao molde concha, mas sem apresentar perfuração do canal. Indicado nos casos crônicos de infecção, perfuração da membrana timpânica, uso de tubos de ventilação. Tem por objetivo impedir a entrada de água e variações de pressão na membrana timpânica. Material: acrílico ou silicone (mais utilizado).

MOLDES INTRA-AURAIS

Os moldes para próteses intra-auriculares variam bastante, uma vez que as caixas deste tipo de aparelho sejam individualizadas e o estilo do molde dependa da forma e do tamanho do meato acústico externo (MAE) e da concha do cliente. Para obtermos uma adaptação perfeita, vedação acústica e boa fixação à orelha do usuário é fundamental uma pré-moldagem precisa.

Entretanto, as modificações acústicas nestes tipos de moldes são limitadas. Ventilações podem ser usadas em alguns casos; o efeito corneta torna-se difícil de ser empregado em função das limitações de espaço; porém, filtros acústicos podem ser usados.

As modificações acústicas mais utilizadas nos moldes auriculares são:

- Ventilação para controlar as respostas de baixas frequências.
- Filtros acústicos para controlar as frequências médias.
- Efeito corneta para enfatizar as frequências altas.

OPÇÕES ACÚSTICAS

As opções acústicas podem agir em três diferentes áreas de frequência. Nas frequências baixas, a ventilação faz a diferença; nas frequências médias são os atenuadores ou filtros e, nas frequências altas, é o efeito corneta.

Ventilação

A ventilação consiste em uma das modificações mais frequentes realizadas no molde invisível e nas próteses intra-auriculares e consiste na abertura de um orifício paralelo, diagonal ou externo ao canal, onde está inserido o tubo plástico, que estabelece uma ligação entre o meio ambiente e a cavidade situada à frente da membrana timpânica. Os sons graves refletem-se com maior facilidade, havendo, então, escape pela ventilação.

A ventilação é indicada para:

- Indivíduos com perda leve ou audição normal para as frequências baixas e maior perda nas frequências altas (Rampa de Sky).
- Quando existe sensação de eco, ressonância da própia voz (autofonia) e/ou sensação de orelha tampada (plenitude auricular).
- Quando existe a necessidade de aeração da orelha média.

A ventilação tem por principais objetivos:

- Reduzir a sensação de "orelha tampada" causada pelo molde.
- Reduzir a ressonância do som produzido pela prótese e pelo molde.
- Melhorar a clareza da fala.
- Permitir a entrada direta, no MAE, de sinais não amplificados.
- Permitir que a energia acústica de baixa frequência "escape pelo molde".

Existem alguns fatores que devem ser considerados para avaliar a necessidade da ventilação:

- Incômodo causado pelos "ruídos".
- Curva audiométrica.
- Exame timpanométrico.
- Características da prótese.

A ventilação pode ser de três formas:

1. **Paralela:** a ventilação paralela é a mais efetiva para modificar os graves, pois modifica o controle de respostas de frequências baixas, sem afetar as frequências altas. Efeitos na resposta de frequência são determinados pela localização, diâmetro e comprimento da ventilação. O(a) fonoaudiólogo(a) pode solicitar um comprimento e diâmetro específicos.
2. **Diagonal:** a ventilação diagonal modifica todas as frequências, reduzindo-as, funcionando mais como um controle de ganho do que como um filtro de frequências. Não é recomendada em virtude da influência na área de alta frequência e introdução de problemas de microfonia. Em alguns casos, uma ventilação diagonal pode ser necessária em decorrência do tamanho físico restrito do canal do molde.
3. **Externa:** a ventilação canaleta ou externa é normalmente utilizada quando o meato acústico externo não tem diâmetro que comporte outros tipos de ventilação. Existe, ainda, o molde aberto, usado quando é necessária a redução drástica ou total eliminação das frequências abaixo de 1.000 Hz.

> *"Do ponto de vista clínico, todo molde ventilado pode aumentar a satisfação do usuário com a amplificação, em função da redução da amplificação das baixas frequências e do*

> *consequente mascaramento que exercem sobre as altas frequências. Além disso, a ventilação propicia a equalização de pressão entre o ar atmosférico e o ar existente na cavidade entre a ponta do molde auricular e a membrana timpânica; reduz a sensação de plenitude auricular e minimiza o efeito de oclusão, que torna superamplificada a voz do próprio indivíduo." (Leavitt apud Almeida & Taguchi in Almeida & Iorio, 2003, p. 206.)*

Atenuadores ou filtros acústicos

Os filtros acústicos, também chamados Dampers, podem ser inseridos no gancho (Hook) dos aparelhos retroauriculares ou no tubo plástico dos moldes auriculares. Sua principal função é suavizar os picos de ressonância gerados pelo sistema de amplificação, principalmente na faixa de frequências de 1.000 e 3.000 Hz, além de controlarem o ganho acústico e a saída máxima do sistema.

> *"A posição dos atenuadores no tubo plástico do molde auricular é crítica para que ocorra a redução efetiva dos picos de ressonância. Um atenuador inserido no início do gancho do som da prótese auditiva não reduzirá os picos de ressonância, uma vez que não existe vibração das partículas aéreas nesse ponto. O efeito máximo de atenuação ocorrerá quando o atenuador for inserido ao final do tubo plástico do molde, local onde existe a vibração máxima das partículas. Entretanto, essa posição é pouco prática, já que a presença de umidade, cerume e debris pode facilmente obstruir o atenuador acústico. Para evitar isso os atenuadores acústicos são colocados no final do gancho de som." (Pirzanski apud Almeida & Toguchi in Alomeida & Iorio, 2003, p. 209.)*

O material mais antigo e mais utilizado de atenuador é a lã de carneiro. Ela é eficaz, mas não é facilmente regulada. Deve ser colocada cuidadosamente dentro do gancho ou tubo. Algumas próteses apresentam os filtros na ponta do ângulo da própria prótese, tendo opção com ou sem filtro.

Efeito corneta

O efeito corneta é explicado em acústica da seguinte maneira: se abrirmos um tubo em formato de corneta, o componente de altas frequências do sinal que passa por ele é aumentado. O inverso é também verdadeiro, isto é, se diminuímos o diâmetro do tubo, reduziremos os componentes de frequências altas.

Chama-se de efeito corneta quando o final do tubo do canal do molde é aberto em forma de sino, produzindo um aumento da amplificação de alta frequência, dependente da resposta em frequência da prótese auditiva.

O efeito corneta caracteriza-se pelo aumento gradual do diâmetro interno do tubo, começando em torno de 1,96 mm e terminando em 4 mm.

Há dois tipos de tubos mais conhecidos já prontos e que produzem o efeito corneta:

1. **Libby Horn:** é um tubo plástico que apresenta o diâmetro de 2 mm no ponto em que se conecta à prótese e vai aumentando até chegar aos 4 mm, na saída do som para a orelha do cliente. Quando utilizado com próteses retroauriculares, pode promover um ganho de até 15 dB na região de altas frequências, chegando a 20 dB, se a prótese possuir uma faixa de amplificação ampla para altas frequências. Apresenta grande desvantagem prática: como o tubo é único e com diâmetro progressivo, tanto sua colocação no molde quanto sua troca podem ser trabalhosas.
2. **Bakke Horn:** é um pequeno gancho, feito de plástico rígido, em forma de cotovelo, que deve ser adaptado ao molde no momento de sua confecção. Sua abertura deve possuir 4 mm de diâmetro para manter a proporção de 2:3:4. Quanto aos aspectos acústicos, atua de maneira semelhante ao Libby Horn, porém com a vantagem de ser de fácil confecção. A troca do tubo torna-se mais fácil, pois, basta retirá-lo da ponta do Bakke Horn. O Bakke Horn pode ser colocado diretamente no molde de acrílico rígido e apresenta uma versão para moldes de silicone.

ACONSELHAMENTO E CUIDADOS COM O MOLDE

> *"O processo de adaptação de uma prótese auditiva é muito importante, assim como, a colocação correta da prótese no ouvido. É importante fornecer aos usuários informações sobre o molde e os cuidados necessários com este. O primeiro ponto é a correta inserção do molde. Este processo deve ser bem treinado com o paciente e necessita de paciência, calma e perseverança." (Radini in Braga, 2003, p. 33/34.)*

Higiene

Devemos limpar o molde sempre que ele estiver sujo de cera e, também, quando o tubo estiver com gotículas de suor. Tanto a cera quanto as gotículas impedem a passagem do som.

A limpeza do molde deverá ser feita à noite, no momento em que o aparelho não estiver sendo usado. Primeiro, devemos separar o molde do aparelho, depois, colocá-lo em água morna com sabão neutro, esperar um pouco, passar uma escovinha macia na abertura do furo, lavar com água abundante e secar com um pano limpo e com a pera de ar.

O uso de materiais de limpeza, como álcool e detergente, não é aconselhável, pois ressecam e podem vir a deformar o molde.

Ao reconectar o molde à prótese, deve-se observar que o tubo não fique torcido.

A limpeza do tubo plástico deve ser feita diariamente, uma vez que o cerúmen possa entrar e bloquear a saída do som. Para retirar o cerúmen, pode ser utilizada uma agulha. Devemos ter cuidado para não furar o tubo com a agulha.

Manutenção

A necessidade de confeccionar um novo molde está relacionada com alguns fatores:

- Crescimento do conduto auditivo.
- Deteriorização do material.
- Alteração da curva audiométrica.
- Se o molde estiver machucando, pequeno, provocando alergias ou qualquer motivo que esteja prejudicando a boa adaptação da prótese.
- Aconselha-se a refazer o molde entre 3 e 6 meses em crianças de até 5 anos, a partir de então deve-se seguir a troca anual.
- É importante verificar, periodicamente, o tubo do molde em sua mudança de coloração, enrijecimento e danificação (furos).
- No caso de adultos, em razão da acomodação do molde, pode "alargar" um pouco a orelha, e o molde tornar-se folgado.
- Um novo tipo de molde promete melhora na amplificação.

CAPÍTULO 4 INDICAÇÃO, SELEÇÃO, ADAPTAÇÃO E ORIENTAÇÃO AOS USUÁRIOS

> *"Em crianças pequenas, a maturação do sistema nervoso central não está completa e os efeitos da falta de audição podem ter graves consequências. Quando ocorre tardiamente, na idade adulta, tais problemas geram a quebra na comunicação, em função do isolamento parcial ou quase completo que o indivíduo tem do mundo sonoro, acarretando interferências de origem social, profissional, emocional e familiar. O passar dos anos também deve ser considerado na análise da população adulta, uma vez que perda adicional da função auditiva pelo processo natural de envelhecimento pode ocorrer e, se o indivíduo não for tratado, tornar-se-á mais debilitado para se comunicar." (Munhoz, Torres, 2006 in Arqueiro p. 11/12.)*

Alguns fatores, como motivação e personalidade, também contribuem para determinar o resultado com o uso de aparelhos auditivos e não somente o grau de comprometimento da audição ou a compreensão de fala do indivíduo.

Toda pessoa portadora de deficiência auditiva, independente do grau (perdas leves a profundas), configuração audiométrica (mesmo perdas restritas a frequências agudas) e idade (de bebês a adultos), deveria experimentar aparelhos auditivos após a prescrição e acompanhamento médico.

A prótese auditiva, embora seja apenas um dos componentes, é a pedra fundamental dos processos de habilitação e reabilitação auditivas.

Antes da indicação de um AASI devemos solicitar uma avaliação otorrinolaringológica do cliente, a fim de descartar a possibilidade de uma intervenção medicamentosa e/ou cirúrgica que auxiliasse na recuperação auditiva, ou ainda uma outra indicação ao uso do aparelho. Após a avaliação otorrinolaringológica, quem assume a orientação do caso é a fonoaudiologia, responsável por indicar, selecionar, adaptar e acompanhar a prótese auditiva para o usuário.

O processo de seleção e testes pode levar de 3 a 30 dias e é a única oportunidade para que a pessoa possa ouvir através deste sistema eletrônico, comparando as experiências auditivas amplificadas às situações anteriores e, finalmente, decidir, por si próprio, se este é o melhor caminho a seguir.

Negar a possibilidade de teste com os dispositivos eletrônicos é negar a evolução da própria ciência, cada vez mais plena de recursos para adaptações cada vez mais fiéis, assim como a evolução da informação e das relações humanas, cada vez mais necessária.

A adaptação do aparelho de amplificação sonora individual é uma das condições fundamentais para minimizar os efeitos da deficiência auditiva. Quanto mais precoce o diagnóstico da perda auditiva, maiores serão as chances de habilitar o seu portador, por intermédio da seleção, indicação e adaptação adequadas, de aparelhos de amplificação sonora e de emprego de métodos de treinamento apropriados, que permitam o desenvolvimento pleno de suas capacidades de comunicação. É essencial que esse indivíduo esteja envolvido ativamente no processo de reabilitação, utilizando efetivamente o AASI e aceitando a nova forma de vida. Quanto ao processo de adaptação, consiste na orientação fonoaudiológica, não só sobre os cuidados e manuseio do AASI e dos moldes auriculares, mas também sobre os aspectos relacionados com a ansiedade do usuário de compreender a necessidade do uso, o seu problema auditivo e a assimilação de estratégias para melhorar a sua comunicação.

O PAPEL DO OTORRINOLARINGOLOGISTA (ORL)

O ORL sempre tem de ser consultado antes de qualquer indivíduo submeter-se à seleção e adaptação de uma prótese auditiva. Doenças otológicas progressivas, assim como doenças sistêmicas com repercussões sobre o aparelho auditivo, necessitam ser descartadas ou convenientemente tratadas para que não ocorram danos adicionais à saúde otológica e/ou mesmo à saúde geral do cliente.

Após a adaptação da prótese auditiva, o cliente deve passar por novas consultas otorrinolaringológicas para o acompanhamento médico de seus possíveis problemas de saúde e remoções do excesso de cerúmen do meato acústico externo que, frequentemente, ocorre no usuário de prótese auditiva.

As crianças devem ser reavaliadas em função das frequentes infecções de vias aéreas superiores, muito comuns nessa época da vida, que podem estar associadas aos problemas de orelha média. Uma perda condutiva que se superpõe a uma neurossensorial pode resultar em um baixo aproveitamento da prótese auditiva, decorrente da variação dos limiares tonais. Além disso, algumas crianças podem apresentar perdas flutuantes ou progressivas que devem ser monitoradas. Quanto mais jovens elas forem, mais constantes devem ser os retornos aos médicos.

O ORL deve assumir o seu papel, de extrema relevância, na habilitação ou reabilitação do deficiente auditivo, pois a ele compete, após esgotadas as possibilidades terapêuticas, pensar (lembrar da possibilidade de o indivíduo experimentar uma prótese auditiva), dialogar (ouvir, principalmente, as queixas e necessidades de cada cliente e falar da natureza do problema auditivo, das vantagens e das limitações da prótese auditiva) e encaminhar o cliente para seleção adequada da prótese auditiva, para aprendizagem efetiva do seu uso e para outros recursos adicionais necessários.

PAPEL DO FONOAUDIÓLOGO

O fator principal na habilitação ou reabilitação do cliente com deficiência auditiva é o grau de atenção que lhe é dispensado. O deficiente auditivo severo ou profundo é o portador da pior das privações de sentidos que um ser humano pode possuir. E o profissional que supre as grandes exigências desses indivíduos é o fonoaudiólogo com experiência na área. É ele que, tradicionalmente e por formação, reúne todos os conhecimentos necessários para comandar o processo de (re)habilitação.

É importante que o ORL tenha o conhecimento do papel do fonoaudiólogo nos diferentes aspectos da (re)habilitação – seleção e adaptação da prótese, treinamento auditivo, orientações quanto à audição, orientações quanto à prótese, avaliações periódicas da audição, leitura orofacial e terapia da fala – e transmita essas informações ao cliente e familiares.

Se o ORL não agir dessa forma, a maior parte dos indivíduos continuará acreditando que sua capacidade de comunicação está diretamente relacionada, apenas, com o desempenho da prótese auditiva. Com isso, pode procurar pessoas não habilitadas que assumam o papel de orientador do cliente na tentativa de solucionar seus problemas de comunicação.

Portanto, deve estar claro para o cliente que o fonoaudiólogo, ao fazer a seleção e adaptação da prótese auditiva, assume a orientação não médica do caso.

INDICAÇÃO DE PRÓTESES AUDITIVAS

Os clientes são considerados bons, regulares ou maus candidatos para o uso de prótese, com base em seus achados audiológicos. Os maus candidatos são aqueles com perda auditiva muito leve ou muito profunda e os que apresentam recrutamento de Metz.

Vários fatores implicam na indicação da prótese auditiva, como:

- Grau da surdez.
- Faixa etária.
- Anatomia da orelha.
- Adaptação monoaural/binaural.
- Prognóstico da surdez (progressiva ou não).
- Aspecto financeiro.

No caso de crianças com perdas de leve à moderada podem ocorrer atrasos de linguagem, ou problemas no nível articulatório da fala, ou, ainda, dificuldades de aprendizagem. Estes graus de perda dificultam a atenção e, por isso, muitas vezes, são crianças rotuladas como hiperativas ou apenas desatentas. As dificuldades de aprendizagem, quando presentes, aparecem somente no período de alfabetização. Por todos estes fatores, torna-se indicado o uso do AASI por pré-escolares e escolares, caso seja detectada perda auditiva significativa.

Adultos com perdas leves que tenham queixas auditivas, mesmo sem alterações aparentes de discriminação, inteligibilidade e produção da fala, merece a opção do teste de aparelho auditivo. Esta consideração é importante, pois, dependendo do estilo de vida e da expectativa que a pessoa tem de seu próprio desempenho, mesmo uma perda auditiva leve pode trazer situações constrangedoras, causando insegurança no trabalho e até timidez e afastamento do convívio social.

Perdas profundas são mais delicadas e merecem algumas considerações. Em crianças, o contato com o mundo sonoro favorecido pelo AASI propicia segurança e melhores desenvolvimentos linguístico e emocional, mesmo que a amplificação só possibilite ouvir sons ambientais, não sendo possível ouvir todos os sons da fala. São necessários estimulação e treinamento auditivo para que estas crianças possam ter consciência do mundo sonoro e, assim, utilizar sua audição (muitas vezes residual) com amplificação.

Adultos com perdas profundas devem ser também avaliados quanto ao uso de prótese, pois, além de possibilitar maior segurança em momentos cotidianos, pode haver também auxílio na comunicação. A utilização de algumas pistas auditivas pode auxiliar na leitura orofacial, o que, no contexto, pode facilitar uma situação de comunicação.

No caso de perdas severas e profundas é preciso estar atento ao momento em que ocorreu esta perda. Sabemos que perdas auditivas congênitas ou precoces prejudicam o desenvolvimento linguístico e de outras habilidades comunicativas (surdez pré-linguística), dificultando seu processo de reabilitação auditiva. É necessário destacar que essa diferença, *surdez pré-linguística × pós-linguística,* não impede o desenvolvimento linguístico desses indivíduos, apenas gradua a dificuldade nos processos de habilitação e reabilitação auditiva.

Indicação em bebês

Nesses casos deve-se ter em mãos os exames BERA/ERA/ECG, que são exames objetivos e não dependem da resposta do bebê. Reavaliar a cada ano, até que se chegue em idade para Audiometria Comportamental.

Normalmente são casos de perdas neurossensoriais.

Aparelhos mais indicados com faixa de frequência mais ampla (por causa da aquisição de fala–período pré-linguístico) e retroauriculares.

Acompanhamento com fonoterapia.

Indicação em crianças e adolescentes

Sempre retroauriculares por causa do crescimento. No caso de o cliente desejar usar aparelho mais discreto (intra), existe a possibilidade de ser feita adaptação, porém, com o crescimento, a cápsula terá de ser trocada, quando ocorrer microfonia *(feedback).*

Avaliação auditiva anual para acompanhar perda e regulagem do aparelho. Acompanhamento com fonoterapia.

Indicação ao idoso

Os aparelhos intracanais, minicanais e SIC atendem a presbiacusia pois apresentam excelentes resultados acústicos, são montados com ventilação, além de ser esteticamente discretos.

Dependendo do caso e da idade, o aparelho retroauricular pode ser mais fácil de ser manuseado.

Para clientes com dificuldade de manuseio indica-se o intra, sem potenciômetro, utilizando-se um TVC *(trimmer volumem control* – volume pré-ajustado).

A Tabela abaixo fornece uma referência para a indicação da prótese auditiva por meio de uma comparação entre audição do indivíduo e a necessidade de ouvir. A Tabela foi apresentada por Pascoe, em 1989.

Médias das Altas Frequências em dB (1,2,4 KHz)	**Motivação**	
	Positiva	**Negativa**
1. Perda leve		
25 dB	A prótese raramente é útil, mas pode ser utilizada em situações especiais	A prótese não é necessária e não será aceita
35 dB	A prótese pode ser útil e pode ser aceita. Necessita de expectativas realistas	A prótese poderá ser útil, mas não será tolerável
2. Perda moderada		
45 dB	A prótese é aceita e pode auxiliar	O cliente deve usar a prótese, mas pode recusá-la
55 dB	A prótese é indispensável e é usada espontânea e efetivamente	A prótese é claramente necessária, mas o cliente necessita de apoio para aceitá-la e experimentá-la
3. Perda severa		
65 dB	A prótese é usada com sucesso O cliente tem consciência de seus limites e adapta-se em acordo	Não escuta bem sem ela, a menos que o interlocutor fale mais alto. Se for mais velho, pode rejeitá-la
75 dB	Não ouve sem ela e usa constantemente (considera a prótese indispensável)	Não escuta bem sem ela, está insatisfeito, e o uso é esporádico
4. Perda profunda		
85 dB	O cliente é extremamente habilidoso no uso de pistas auditivas e visuais. A prótese funciona bem, exceto em condições acústicas adversas	Evita ouvir e é rude quando a mensagem não é clara. Tenta controlar a conversa falando
95 dB	A fonte básica de informação é visual, mas as pistas auditivas facilitam a compreensão. O ritmo de fala e a entonação são mantidos pelo *feedback* auditivo	É improvável que use a prótese. Depende inteiramente do contato visual e é frequentemente incapaz de conversar, exceto por meio da escrita ou linguagem manual

SELEÇÃO DAS PRÓTESES AUDITIVAS

> *"A seleção do tipo da prótese deve ser sempre baseada em fatores físicos e audiológicos. Os fatores audiológicos incluem: características anatômicas do pavilhão auricular e meato acústico externo, destreza manual do usuário e contraindicações médicas para a oclusão do meato acústico externo. Os fatores audiológicos são: configurações audiométricas, o grau da perda auditiva e necessidades especiais do futuro usuário da prótese auditiva." (Kobata in Braga, 2003, p. 20.)*

Após a indicação da prótese auditiva, devemos selecionar o tipo e o modelo (marca) de AASI e o tipo de adaptação a ser utilizado, bem como o tipo de molde, no caso de aparelhos retroauriculares.

A escolha do tipo de aparelho considera os achados audiométricos do cliente, aspectos individuais, como estética, manuseio, possibilidades anatômicas e aspectos sociais.

Uma vez indicado o uso do aparelho, é hora de definir qual o tipo de adaptação será mais eficiente e benéfica para o cliente. Existem três formas básicas de adaptação de um AASI:

1. **Adaptação monoaural:** uso de AASI em uma só orelha.
2. **Adaptação binaural:** uso de AASI em cada orelha.
3. **Adaptação pseudobinaural:** uso de um aparelho convencional para estimulação das duas orelhas através de um fio Y ou V.

Muitos estudos afirmam que a adaptação binaural superam as outras. Suas vantagens são muitas e incluem:

- Melhoria da capacidade de localização da fonte sonora.
- Somação binaural.
- Eliminação do efeito sombra da cabeça.
- Maior facilidade em compreender a fala em ambientes ruidosos.
- Redução considerável do risco de privação auditiva.
- Excelente e mais confortável qualidade sonora.

Entretanto, indivíduos que estão usando AASI pela primeira vez necessitam de um certo período de treinamento ou experiência para que possam perceber essas vantagens.

Outra questão é o custo do aparelho, que leva o indivíduo a optar por uma adaptação monoaural. Entretanto, este fator não deve interferir na recomendação que o profissional fará para o caso.

Ainda que a amplificação binaural seja, a princípio, a melhor opção, existem casos em que a opção monoaural é indicada.

- Orelha não adaptada, perda profunda da sensibilidade auditiva, problemas graves de intolerância, grande redução da discriminação vocal, problemas de orelha média e/ou orelha externa.
- Perdas unilaterais, quando uma orelha é normal, e a outra é candidata à adaptação.
- Pessoas idosas com vida sedentária ou reclusa.

Nos casos de adaptação monoaural, a escolha da orelha a ser protetizada deve ser considerada: habilidades auditivas, limiar de desconforto, campo dinâmico da audição, limiar do audiograma etc.

Quanto ao grau da perda auditiva, em perdas assimétricas protetisaremos a melhor orelha, quando a pior possuir perda muito profunda sem perspectiva de benefício com a amplificação. Da mesma forma, optaremos pela orelha pior, quando a melhor orelha possuir bons níveis auditivos sem a prótese. Além das questões clínicas, deveremos estar atentos à preferência do próprio cliente, que após o teste pode referir maior conforto e qualidade de voz em uma só orelha.

A escolha da forma pseudobinaural relacionada com o uso do aparelho convencional está cada vez mais em desuso.

Escolhido o tipo de adaptação, o próximo passo é o tipo do aparelho. Podemos dizer que, atualmente, a escolha do tipo de prótese adequado para cada caso recai, basicamente, entre as próteses retroauriculares e intra-aurais, estando a indicação dos modelos de caixa ou embutidos em haste de óculos restrita aos casos especiais.

A escolha do tipo de aparelho deverá ser feita, principalmente, com base nas necessidades individuais de cada cliente, levando-se em conta os achados audiométricos e as características eletroacústicas necessários, tentando satisfazer as necessidades estéticas do cliente.

Por último deve ser feita a escolha do molde auricular. Este deve ser adequado ao tipo de aparelho e confeccionado individualmente para cada caso, a partir de um pré-molde. Modificações acústicas nos moldes devem ser realizadas quando necessário, pois garantem, para muitos casos, melhor e maior ganho acústico.

PROCESSO DE ADAPTAÇÃO E ORIENTAÇÃO

> *"Uma parte importante do processo de seleção e adptação de uma prótese auditiva é a escolha das características eletroacústicas que, teoricamente, devem fornecer a amplificação desejada para determinado indivíduo. Dentre essas, a seleção cuidadosa da saída máxima é crucial para o ajustamento e adaptação adequada do deficiente auditivo ao uso da amplificação." (Almeida in Almeida & Iorio, 2003, p. 253.)*

A adaptação do AASI é o processo que leva o indivíduo a incorporá-lo em seu cotidiano, à medida que necessita da informação auditiva e aceita seu uso. É importante lembrar que a aceitação para o AASI é um impacto emocional forte, pois é ele quem torna a surdez visível à sociedade. Cabe ao fonoaudiólogo o papel de explicar ao cliene e sua família a função do AASI, seu funcionamento e cuidados com o meio.

Moldes bem ajustados e aparelhos confortavelmente adaptados facilitam o processo de incorporação do aparelho pelo usuário em seu cotidiano. Entretanto é muito difícil que um aparelho permita ao usuário obter ótimo aproveitamento em todas as situações e em todos os ambientes, por melhor que esteja adaptado. Um dos maiores objetivos é capacitar este indivíduo a ter melhor desempenho na comunicação.

Enfim, toda pessoa surda precisa de um trabalho de orientação. Este não inclui somente orientações quanto ao uso, manuseio e cuidados com o aparelho, inclui, principalmente, orientações para que o mesmo se ajuste à nova situação, melhorando os aspectos comunicativos, psicológicos e outros oriundos das deficiências auditivas.

De acordo com a ASHA (1997), o protocolo do processo de seleção e adaptação das próteses auditivas deve incluir as seguintes etapas:

A) A avaliação do candidato ao uso da amplificação.
B) O planejamento da intervenção e identificação das dificuldades e necessidades individuais.
C) A seleção das características físicas e eletroacústicas das próteses auditivas.
D) A verificação do desempenho das próteses auditivas.
E) A orientação e o aconselhamento do cliente quanto ao uso e manipulação da prótese auditiva.
F) A validação, em que é avaliado o impacto da intervenção na percepção da incapacidade e do *handicap*.

Alguns passos da seleção e adaptação de AASI devem ser considerados:

- *Assessoramento:* determinação da causa e extensão da perda auditiva, bem como a necessidade de uso da amplificação com base na história audiológica, podendo-se, neste momento, utilizar inventários de autoavaliação.
- *Planejamento:* análise dos resultados da avaliação audiológica e identificação das áreas de dificuldades auditivas e necessidades específicas.
- *Seleção:* decisão quanto ao tipo de adaptação (monoaural ou binaural), tipo de prótese auditiva e suas características eletroacústicas.
- *Verificação:* constatação de que as características selecionadas são adequadas às necessidades do cliente, como: acústica, aspectos estéticos, conforto auditivo e desempenho do AASI nas diversas situações em que o indivíduo se encontra durante o uso do mesmo.
- *Orientação:* aconselhamento quanto ao uso e cuidados com a prótese auditiva, de acordo com uma expectativa realista frente às dificuldades características

quanto ao tipo e grau de perda auditiva, explorando, conforme a necessidade, o uso de acessórios e recursos auxiliares.

- *Validação:* uso de questionários de autoavaliação, escalas de benefícios durante o processo de adaptação, objetivando a satisfação do cliente.

Quanto às dificuldades mais comuns relacionadas com a amplificação, podemos citar:

- *Desconforto auditivo para sons de intensidade forte:* a orelha com perda auditiva pode afetar negativamente a habilidade individual para tolerar sons fortes. Sons fracos tornam-se inaudíveis, enquanto os sons fortes podem ser percebidos de forma desconfortável. Se isto acontece, um dos meios de solucionar este problema é diminuir o volume da prótese auditiva ou alterar os ajustes relacionados com o ganho da prótese, de acordo com a necessidade do seu usuário.
- *Efeito de oclusão:* esta sensação pode ser percebida quando se insere o dedo dentro do canal auditivo. Quando um molde ou cápsula é inserido no canal auditivo, pode-se notar que a própria voz parece provocar uma sensação de eco. Este problema pode ser minimizado das seguintes formas:
  - Mantendo-se o conduto o mais aberto possível por meio de ventilações.
  - Reduzindo-se o ganho em frequências baixas.
  - Adaptando o molde ou cápsula o mais profundo possível dentro do conduto auditivo, de forma a alcançar a sua porção óssea, desde que não cause desconforto físico ao cliente.
- *"Feedback" ou retroalimentação:* há dois tipos de *feedback* acústico: o produzido pela prótese auditiva, indicando a necessidade de reparo, e o mais comum, o *feedback* externo produzido pelo escape de amplificação sonora pelo conduto auditivo externo, retornando ao microfone da prótese. Isto ocorre em razão da falta de fixação ou inserção correta do molde ou cápsula, contato da mão com o microfone da prótese e presença de cerúmen no canal auditivo, causando um bloqueio para a passagem de som.

  Estes problemas podem ser solucionados por meio da colocação correta do molde ou cápsula ou substituição dos mesmos, caso seja necessário, diminuição do tamanho da ventilação do molde ou cápsula, redução da amplificação para frequências altas ou alteração do pico de amplificação por meio de filtros ou ajustes eletrônicos.
- *Percepção de ruídos ambientais:* quando se perde a audição gradualmente, sons, como ruído de vento, tique-taque de relógio, passos, água corrente e ruídos de motores, fundem-se geralmente no ruído ambiental e deixam de ser notados pelo indivíduo, tornando-se completamente inaudíveis e, dessa forma, podem ser facilmente esquecidos.

  Outro aspecto importante é o de que a habilidade de se ouvir, de forma seletiva, sons importantes em meio ao ruído ambiental diminui também em indivíduos portadores de deficiência auditiva. Entretanto, quando se coloca uma prótese auditiva, estes ruídos são amplificados e reaparecem repentinamente, causando, muitas vezes, desconforto para quem os utiliza.

Um dos recursos utilizados para minimizar a captação destes ruídos é a ativação de supressores de ruídos, que atenuam a amplificação de sons onde há predominância de frequências onde estão os ruídos. Todavia, como o ruído é constituído pelas mesmas frequências da fala, obviamente é impossível filtrar a amplificação do ruído sem afetar a qualidade do sinal de fala. Na realidade, se fosse possível tornar os ruídos totalmente imperceptíveis, o mundo perderia a sua cor, e, visualmente, suas cores seriam branco e preto.

Sugerimos que os profissionais envolvidos no processo de seleção e adaptação de próteses auditivas sigam as recomendações propostas no *Eriksholm Workshop on Auditory Deprivation and Acclimatization,* ocorrido na Dinamarca, em 1955:

- Os primeiros sinais de uma perda auditiva são críticos para a adaptação binaural da amplificação. Quanto maior o tempo de existência da perda auditiva, particularmente sem usar aparelhos, pior será o prognóstico de sucesso com o emprego da amplificação. Explique ao cliente a possibilidade de haver deterioração na habilidade de processar a fala na orelha que não receber amplificação.
- Recomende amplificação binaural para todos os novos usuários de próteses auditivas (a menos que haja alguma contraindicação médica ou audiológica). Lembre-se de que a localização sonora, a audibilidade do sinal e a audição na presença de ruído podem ser melhoradas com o uso de dois aparelhos.
- Documente sua recomendação de adaptação binaural para aqueles clientes que se recusarem a fazer uso de duas próteses auditivas.
- Aos indivíduos que preferem adaptação monoaural, a orelha não protetizada deve ser monitorada anualmente por meio de audiometria de tons puros e logoaudiometria.
- Adaptação binaural deve ser considerada, se ocorrerem sinais de privação auditiva na orelha não protetizada. Alguns casos parecem ser parcial ou completamente reversíveis após a amplificação restituir a simetria de limiar.
- Quando houver uma assimetria interaural significativa no reconhecimento da fala, é importante descartar a ocorrência do fenômeno da interferência binaural (em que a resposta binaural é pior que a resposta monoaural da melhor orelha). Se houver interferência da pior orelha sobre o processamento da informação apresentada na melhor orelha, a adaptação binaural pode não ser mais possível.
- Usuários experientes de próteses auditivas unilaterais devem ser encorajados a tentar um período de experiência com um segundo aparelho. O cliente deve ser orientado sobre o tempo necessário para que a orelha recém-protetizada comece a "responder" à amplificação. Alguns usuários poderão nunca aceitar o uso binaural de próteses auditivas (especialmente aqueles indivíduos usuários de

longo tempo de amplificação monoaural), outros aceitarão e irão questionar porque isso não foi feito há mais tempo.

ADAPTAÇÃO DA PRÓTESE EM CRIANÇAS E ADOLESCENTES

Adaptar próteses auditivas na população infantil não é uma terefa simples e implica constantes desafios para o profissional responsável por esse processo. Crianças não são adultos em miniatura e, portanto, o que é válido para a população adulta pode não o ser para a infantil. Se uma prótese auditiva usada por um adulto possibilita que possa reconhecer e compreender a fala, isso não significa que o mesmo aparelho usado por uma criança portadora de uma perda de audição congênita seja tão eficiente, permitindo que ela desenvolva a necessária competência auditivo-verbal.

As constantes mudanças fisiológicas que a criança está sujeita, como maturidade psicológica e estruturação da linguagem, exigem um grau de flexibilidade maior nas adaptações das próteses. A implementação do sinal de processamento digital possibilitou métodos mais precisos, como medição *in situ* (limiar auditivo determinado com o aparelho e o molde dentro da orelha), redução de ruídos, verificação do sistema de *feedback* e do limiar de compressão, equilíbrio da sensibilidade de telebobina.

O processo de seleção de próteses auditivas em crianças deve passar, obrigatoriamente, por seis passos essenciais:

1. Avaliação otológica.
2. Avaliação audiológica.
3. Seleção da prótese auditiva.
4. Verificação das características da amplificação.
5. Validação do uso da amplificação.
6. Acompanhamento.

A etapa de validação serve para demonstrar os benefícios e as limitações da prótese auditiva no que se refere às habilidades auditivas da criança para a percepção da fala, seja a sua própria ou a dos outros. Essa etapa acontece ao longo do tempo, por meio de informações obtidas no processo de habilitação e nas mensurações realizadas ao longo das sessões de acompanhamento, para avaliar o desempenho auditivo da criança com o uso da amplificação.

O objetivo principal da etapa de validação é avaliar se o sinal de fala é audível, claro e confortável, e se a criança resiste à interferência do ruído, presente nas situações de aprendizagem formal ou informal.

O sucesso da amplificação em crianças depende de um somatório de fatores, entre eles a audição residual, a quantidade e a qualidade de terapia recebida pela criança, o apoio da família e dos profissionais envolvidos e, por fim, a qualidade da amplificação oferecida.

A partir da Recomendação Joint Commitee on Infant Hearing (2007), diagnósticos médicos e audiológicos das perdas auditivas devem ser realizados antes dos 3 meses de vida, e a intervenção, antes dos 6 meses. Associado a um crescente avanço científico e tecnológico nos últimos anos, o diagnóstico da perda auditiva em recém-nascidos tem acontecido cada vez mais precocemente.

Paralelamente, a melhor compreensão do sistema auditivo tem possibilitado determinar com segurança o tipo, grau e configuração da perda auditiva, garantindo condições para seleção, adaptação e (re)habilitação dos distúrbios de audição em crianças.

Bess (*apud* Almeida & Santos *in* Almeida & Iorio, 2003, p. 358) definiu quais seriam as perdas auditivas mínimas em crianças:

A) Perdas unilaterais cuja média dos limiares de tons puros nas frequências de 500, 1.000 e 2.000 Hz seja igual ou superior a 20 dB na pior orelha.
B) Perdas bilaterais em que a média dos limiares de tons puros nas frequências de 500, 1.000 e 2.000 Hz encontre-se entre 20 dB e 40 dB, bilateralmente.
C) Perdas em altas frequências em que os limiares de tons puros sejam superiores a 25 dB em duas ou mais frequências acima de 2.000 Hz, em uma ou ambas as orelhas. Nos Estados Unidos, a prevalência dessas perdas em escolares é da ordem de 5,4%, ou seja, uma em cada 20 crianças em idade escolar apresenta uma perda de audição mínima.

Toda criança com perda auditiva permanente, periférica e bilateral é candidata à amplificação sonora. É importante destacar que algumas crianças com perdas unilaterais e/ou transitórias também podem-se beneficiar de uma intervenção

Um dos objetivos principais é assegurar o nível ideal de audibilidade da fala, e, para isso, faz-se necessária melhor relação sinal-ruído.

Para uma boa adaptação é necessária uma conscientização e colaboração efetiva da família.

Almeida & Santos (*in* Almeida & Iorio, 2003, p. 360) ressaltam que não existe uma idade mínima em que as próteses auditivas possam ser adaptadas. Se existir o diagnóstico de uma perda de audição periférica permanente, com uma família motivada e preparada para o sucesso da habilitação, a intervenção deve ser iniciada com o uso da amplificação, independentemente da idade da criança.

O tempo de adaptação depende de cada criança e também da determinação e do envolvimento positivo dos pais, que exercem um papel fundamental neste processo, da família e da escola. Para os pais atuarem com maior tranquilidade e segurança, é necessário obter orientação e treinamento junto ao audiologista.

Nesta fase orientamos os pais a administrarem, em casa, períodos curtos de uso do aparelho para que a criança se acostume com o molde na orelha. O ato de colocar e retirar o molde requer delicadeza para não machucar o conduto auditivo.

À medida que a criança cresce, procede novas medições audiológicas seguidas de readaptação da prótese, pois o canal auditivo, com o crescimento, modifica-se, sendo necessária a troca do molde periodicamente.

Devem-se sempre verificar as condições do aparelho, pilhas e moldes, como estar sempre atento às reações da criança com e sem o aparelho. Os pais devem ser incentivados no processo de desenvolvimento da linguagem.

O ouvir deve estar associado, inicialmente, a situações prazerosas, ou seja, a criança não deve ser exposta a barulhos fortes, como rádio alto, motor de ônibus etc., pois estes barulhos serão amplificados pela prótese auditiva e poderão incomodá-la.

Com o uso da prótese poderemos perceber os benefícios, através de:

- Percepção e reação aos estímulos sonoros.
- Reprodução de sons verbais com e sem apoio visual.
- Qualidade vocal e discriminação propriamente dita.
- Tentativa de localização sonora.

O uso adequado da prótese, juntamente com um programa de atividade educativa, é fundamental para que a criança desenvolva habilidades acústicas necessárias à aquisição da linguagem oral.

A aceitação do uso da prótese auditiva na adolescência é muito influenciada pelo ego, pelas questões sociais, pela vaidade, autoimagem e preocupação com a estética. Esses são alguns dos fatores que podem impedir o indivíduo de usá-la.

Neste período é fundamental desenvolver, junto aos adolescentes surdos, projetos que o levem a compreender que o uso da prótese auditiva é um recurso de ajuda, de auxílio, que irá melhorar a sua capacidade auditiva.

É importante que o adolescente se conscientize de que a prótese auditiva reduz as suas dificuldades e compreenda que ela é uma condição de revalorização, e não o inverso.

ADAPTAÇÃO DA PRÓTESE EM ADULTOS

O avanço tecnológico, investimentos no *design* dos aparelhos e procedimentos de seleção promovem melhorias significativas na adaptação de AASI. A qualidade do som amplificado, as possibilidades de programação e formas de processamento do sinal acústico têm possibilitado maior satisfação e aceitação ao uso da amplificação.

O processo de seleção da prótese auditiva envolve analisar um conjunto de características eletroacústicas com objetivo de tornar os sinais acústicos audíveis, confortáveis e com boa qualidade sonora, principalmente no que se refere à inteligibilidade de fala.

O objetivo principal da prótese auditiva é tornar audíveis os sons menos intensos, conforto para sons de média intensidade e tolerância para os sons de forte intensidade, sem causar desconforto. Portanto, procura-se reduzir ou eliminar as limitações causadas pela perda auditiva e, consequentemente, retomar ou proporcionar melhores condições para o envolvimento social do indivíduo.

No adulto é primordial o desejo de querer usar a prótese. Cabe ao profissional os esclarecimentos e orientações quanto aos benefícios que a prótese traz, pois a aceitação e o entendimento influem diretamente na adaptação. Todo o processo deve ser fundamentado em observações clínicas e nos dados fornecidos pela família e/ou pelo cliente.

A partir do conhecimento destes aspectos relevantes ao atendimento do indivíduo candidato ao uso de amplificação, o(a) fonoaudiólogo(a) iniciará o processo de seleção e adaptação de próteses auditivas, que será dividido da seguinte forma:

Anamnese detalhada

A entrevista inicial deve ser feita sempre antes de se começar qualquer procedimento.

Este procedimento tem como objetivo abordar, de forma informal, aspectos pertinentes à história audiológica do cliente.

Devemos conhecer quais as expectativas do cliente, as maiores dificudades enfrentadas pela diminuição da audição e outras informações direcionadas ao assunto.

Neste momento é importante atentar para informações de "presença ou não de infecções e desconforto auditivo", que podem facilitar na escolha do tipo de prótese auditiva a amplificação a ser indicada.

Anamnese

Nome do cliente: ______________________________

DN: ______________ Idade: ____________ Data da entrevista: ______________

Endereço: ______________________________

Cidade: ______________ Bairro: ______________ CEP.: ____________

Telefones: ______________________________

Há quanto tempo possui perda auditiva? ______________________________

Já fez audiometria? ( ) Sim ( ) Não. Há quanto tempo? ______________

Sente dores na orelha? ( ) Sim ( ) Não. Que tipo? ______________

Qual orelha escuta melhor? ( ) Direito ( ) Esquerdo

Sente tonturas? ( ) Sim ( ) Não

Já fez tratamentos de labirintite? ( ) Sim ( ) Não

Tem ou teve inflamação na orelha (purgação)? ( ) Sim ( ) Não

Toma ou já tomou muito antibiótico? ( ) Sim ( ) Não

Quais? ______________________________

Possui zumbido na cabeça ou orelha? ( ) Sim ( ) Não

Já operou a orelha? ( ) Sim ( ) Não. Há quanto tempo? ______________

Já testou aparelho auditivo alguma vez? ( ) Sim ( ) Não

Qual foi o resultado? ______________________________

Em qual orelha testou o aparelho? ( ) Direito ( ) Esquerdo ( ) Ambos
Como ouve rádio ou televisão? ( ) Alto ( ) Baixo
Como escuta conversas em grupo? ______
Desconforto com sons fortes? ( ) Sim ( ) Não
Tipo de atividade? Onde trabalhou? ______
Tinha muito barulho? ( ) Sim ( ) Não
Possui na família pessoas com problemas auditivos (surdez)? ( ) Sim ( ) Não
Observações: ______

Análise dos dados audiológicos

- *Tipo e grau da perda auditiva:* avaliar se a perda é condutiva, sensorioneural ou mista, já que este aspecto muitas vezes pode limitar a escolha de um ou outro tipo de amplifacação, sistemas de compressão específicos, tipo de prótese auditiva, tipo de molde entre outros.
- *Configuração do audiograma:* de acordo com cada configuração audiológica podem ser indicados modelos de próteses auditivas e ajustes específicos que garantam uma qualidade sonora e um desempenho melhor em relação a outros modelos.
- *Limiares de desconforto:* é muito importante que os limiares de desconforto auditivo para tom puro e para a fala sejam determinados, pois é a partir destes dados que o(a) fonoaudiólogo(a) limitará o máximo de amplificação e a quantidade de energia acústica que chegará na orelha do paciente, sem que lhe cause desconforto auditivo. O limiar de desconforto é pesquisado, utilizando-se a técnica ascendente, nas frequências de 500 a 4.000 Hz para tom puro, para se estabelecer o campo dinâmico de audição de cada cliente e facilitar a determinação da saída máxima do aparelho.
- *Tipo de adaptação:* escolha quanto ao uso de uma ou duas próteses auditivas.
- *Índice de reconhecimento de fala*: na experiência clínica, o que se percebe é que quanto menor o índice percentual de reconhecimento de fala, maiores podem ser as dificuldades de uso da prótese auditiva em relação a índices maiores. Nestes casos, é importante orientar o cliente quanto às possíveis limitações do sistema de amplificação e, se possível, escolher uma prótese mais sofisticada em termos de tecnologia.
- *Características eletroacústicas:* de acordo com a avaliação dos aspectos descritos, o profissional seleciona as características gerais relativas ao desempenho da prótese a ser indicada, de forma a gerar o melhor conjunto de benefícios possível ao cliente.

Escolha do molde

Nesta etapa, o(a) fonoaudiólogo(a) fará a seleção do tipo de molde que o cliente fará uso de acordo com o tipo de prótese auditiva escolhida.

Orientações e cuidados

Antes da experimentação da prótese auditiva é fundamental que o cliente conheça o funcionamento e os cuidados necessários para o bom uso da mesma.

Experiência domiciliar

Tem como objetivo oferecer ao futuro usuário da prótese auditiva uma vivência com a amplificação fornecida pela prótese auditiva num primeiro estágio de adaptação em casa e verificar os benefícios do uso em sua rotina diária.

É importante, também, orientar o cliente quanto a possíveis dificuldades que ele poderá apresentar durante o uso da prótese, como desconforto auditivo em ambientes muito ruidosos, percepção de sons fracos que antes não eram percebidos, incômodos físicos causados pelo uso do molde ou cápsula, dificuldades iniciais de inteligibilidade para conversar ao telefone etc.

Etapas finais e acompanhamento

Após o período de experiência domiciliar, caso não existam dúvidas ou dificuldades específicas, o processo de seleção é finalizado e inicia-se a fase de verificação e validação da prótese auditiva, com o acompanhamento do(a) fonoaudiólogo(a) sempre que houver dúvidas referentes ao uso ou funcionamento da prótese auditiva, bem como do otorrinolaringologista responsável. Deve-se mencionar, também, sobre a necessidade de se realizar revisões e limpeza na prótese a cada 6 meses, para que haja um vida útil, no mínimo, de 5 anos.

ADAPTAÇÃO DA PRÓTESE EM IDOSOS

O Brasil está passando por uma fase de transição demográfica com a população idosa crescente. Daí ficarem evidenciadas, também, as mudanças e os problemas decorrentes do envelhecimento. Entre as consequências da velhice podemos citar: alterações na saúde geral, problemas de destreza manual, deficiências visual e auditiva.

A deficiência auditiva é a que produz maior impacto na comunicação, levando o indivíduo ao isolamento, fazendo-o evitar situações de comunicação que sejam ameaçadoras.

Nosso principal objetivo deve ser minimizar, por meio do uso da amplificação efetiva, a desvantagem, a incapacidade e o isolamento e a segregação do indivíduo portador de uma deficiência auditiva.

Os procedimentos para seleção da prótese auditiva em pessoas idosas deve passar, obrigatoriamente, por:

Avaliação audiológica

É imprescindível para a determinação das características físicas e eletroacústicas envolvidas no processo de seleção do aparelho e deverá incluir os seguintes procedimentos:

- Audiometria tonal por vias aérea e óssea.
- Logoaudiometria (incluindo a pesquisa do limiar de reconhecimento de fala – SRT; dos índices de reconhecimento de fala-IRF, obtidos no nível de audição mais confortável para o indivíduo, e dos níveis de desconforto para a fala-LDF).
- Pesquisa dos níveis de desconforto para cada frequência; e imitanciometria (dando ênfase à timpanometria e aos reflexos do músculo do estribo nas modalidades contra e ipsilateral).

Autopercepção do idoso e os questionários de avaliação do *handicap*

Dentre os inúmeros questionários de autoavaliação do *handicap* auditivo em indivíduos idosos, podemos citar como os mais utilizados os seguintes instrumentos:

- NHHI (*Nursing Home Hearing Handicap Index* – Índice de Handicap Auditivo em Idosos Asilados).
- *The Denver Scale of Communication Function* – A Escala Denver de Função Comunicativa.
- HPI (*Hearing Performance Inventory* – Questionário de Desempenho Auditivo).
- SAC (*Self-Assessment of Communication* – Autoavaliação da Comunicação).
- HHIE (*The Hearing Handicap Inventory for the Elderly* – Questionário para *Handicap* Auditivo para Idosos).
- HHIE-S (*The Hearing Handicap Inventory for the Elderly* – Screening Version – Versão Reduzida do Questionário para Handicap Auditivo para Idosos).
- M-A Scale – *McCarthy – Alpiner Scale of Hearing Handicap* – Escala McCarthy-Alpiner de *Handicap* Auditivo.
- CPHI (*The Communication Profile for the Hearing Impaired* – O Perfil Comunicativo da Deficiência Auditiva).

Escolha do modelo de aparelho mais adequado

As avaliações da acuidade visual, da sensibilidade tátil e da destreza manual do indivíduo idoso são de extrema importância na escolha do modelo de aparelho, uma vez que a manipulação, a inserção e a remoção do aparelho dependam, em grande parte, dessas habilidades. O reduzido tamanho dos controles dos aparelhos transforma a sua visualização e manipulação em tarefas árduas. Por essa razão, a escolha de modelos que possuam controles externos maiores e em menor número pode facilitá-las.

- Vantagens e desvantagens das adaptações mono *versus* binaural.
- Determinação das características eletroacústicas.
- Molde auricular e sua importância.
- Tecnologias analógica e digital.
- Etapas de verificação e validação.

Esse processo pode envolver os seguintes aspectos:

- Testes em campo livre para que se obtenham limiares com próteses auditivas.
- Mensurações com microfone sonda.
- Escalas de sensação de intensidade com a prótese auditiva.

A etapa de validação serve para demonstrar os benefícios e as limitações da prótese auditiva no que se refere às habilidades para a percepção da fala. Devem conter diferentes medidas objetivas e subjetivas para a avaliação das diferentes dimensões do benefício, a saber: a audibilidade; o reconhecimento da fala; a autopercepção do *handicap* e das incapacidades.

A grande diferença entre o aconselhamento de indivíduos jovens e idosos encontra-se no tempo exigido para o cumprimento dessa tarefa. O fonoaudiólogo deverá assegurar-se de que as informações sejam apresentadas gradualmente, utilizando material escrito como apoio, no momento em que o indivíduo está atento, de forma a serem assimiladas e retidas na memória. Deve estar preparado para repetir as orientações quantas vezes for necessário, e essa tarefa requer aptidão, paciência e boa vontade.

Sessões de orientação suplementares podem ser necessárias para o idoso treinar, sob a supervisão do fonoaudiólogo, a inserção e a remoção do aparelho, a manipulação dos controles de acesso externo, visando a sua completa independência nesses cuidados.

A orientação e o acompanhamento são as chaves do sucesso do uso efetivo da prótese auditiva pelo idoso, não devendo, portanto, ser minimizada sua importância no processo de adaptação de aparelhos para indivíduos idosos.

Seleção de pessoas candidatas a um programa de reabilitação audiológica

A reabilitação audiológica tem por objetivo:

- Aliviar as dificuldades relacionadas com a deficiência auditiva.
- Minimizar suas consequências.
- Aumentar a autossuficiência e a independência do cliente.

Devemos selecionar e avaliar os candidatos antes de inseri-los em um programa de reabilitação audiológica.

Existem alguns itens que devem ser avaliados antes e acompanhados durante o processo de reabilitação audiológica. São eles:

- Comunicação.
- Aspectos vocacionais.
- Aspectos psicológicos.
- Condições relacionadas com a destreza manual.

Os principais itens que devem compor uma avaliação para a reabilitação audiológica são:

A) ***Avaliação física:*** saúde geral, aspectos visuais, destreza e habilidades motoras finas (proximal e distal).
B) ***Avaliação psicológica:*** estado mental, motivação, atitude e depressão.
C) ***Avaliação sociológica:*** ambientes social e físico.
D) ***Avaliação da comunicação:*** *handicap* auditivo, recepção auditiva de fala, leitura orofacial, recepção audiovisual de fala, fluência na conversação.

No Brasil, a preocupação em avaliar e selecionar os candidatos a um programa de reabilitação audiológica teve início com o estudo realizado por Freire (1999). A autora elaborou um protocolo de seleção e avaliação do candidato à reabilitação audiológica com base na literatura estrangeira.

Este protocolo teve como principal objetivo identificar quais são os indivíduos idosos que necessitam de um programa de reabilitação audiológica e quais os aspectos que devem ser abordados neste programa. Para isso, é imprescindível selecionar e avaliar os indivíduos idosos portadores de deficiência auditiva.

Para compor este protocolo selecionou os principais aspectos que julgou serem importantes, que tem um valor qualitativo e que possam ser de fácil aplicação na rotina clínica. O protocolo foi composto por duas fases, adaptação e aplicação do AMAR (Anexo I) e Avaliação Global/Holística (Anexo II).

Fase 1 – Adaptação e aplicação do AMAR

O AMAR foi um instrumento desenvolvido por Alpiner, Meline e Cotton, que permitiu identificar quais os adultos deficientes auditivos que necessitavam da reabilitação audiológica. O AMAR identifica problemas relacionados com a perda auditiva em três categorias: autoavaliação do *handicap* auditivo, avaliação da habilidade de leitura orofacial e avaliação da habilidade auditiva.

1. **Autoavaliação do *handicap* auditivo:** esta parte constou de nove itens, com cinco possibilidades de resposta: **sempre, geralmente, algumas vezes, raramente e nunca.** Para todos os itens, exceto o item cinco, **sempre** se refere à

máxima resposta negativa possível, indicando que o problema existe. Para o item cinco, **nunca** se refere à máxima resposta negativa. Há um indicativo de problema quando a resposta for **sempre**, **geralmente** ou **algumas vezes**. Para o item cinco, há indício de problema quando a resposta for **nunca**, **raramente** ou **algumas vezes**. A possibilidade de problemas para a parte I poderia variar de 0 a 9. Os problemas foram indicados pelo sinal negativo (–).

2. **Avaliação da habilidade de leitura orofacial:** esta parte foi composta por cinco itens, as sentenças eram apresentadas face a face, a uma distância de 1 a 2 metros, com articulação sem voz, variando de normal a lenta. O cliente deveria identificar a sentença que tinha sido apresentada apenas visualmente. Nesta parte, foi avaliado se o cliente identifica ou não o pensamento ou a ideia da sentença apresentada. O sinal negativo (–) foi designado para sentenças não identificadas.
3. **Avaliação da habilidade auditiva:** esta parte foi composta por seis itens. Foram feitas fichas em que estavam escritas palavras em pares. Para cada item o cliente apontava a palavra que havia sido apresentada oralmente. As palavras eram ditas a uma distância de 1,5 m sem o auxílio de pistas visuais. Desse modo, o cliente não poderia ter o auxílio da leitura orofocial usando apenas a sua audição. O sinal negativo (–) foi designado para os itens em que foi apontada a palavra errada.

A pontuação do AMAR foi calculada pela soma total de problemas indicados em cada uma das partes, que permitiu classificar com relação à necessidade de reabilitação audiológica três tipos de indivíduos:

1. **Tipo A (0-10 problemas):** indivíduos sem necessidade.
2. **Tipo B (11-13 problemas):** indivíduos com necessidade questionável.
3. **Tipo C (14-20 problemas):** indivíduos com absoluta necessidade.

Somente os indivíduos identificados como absolutamente necessitados da reabilitação audiológica, classificados como do tipo C, foram submetidos à Segunda fase do protocolo, ou seja, à avaliação global (holística).

Fase 2 – Avaliação global (holística)

Constou da avaliação dos candidatos selecionados a um programa de reabilitação audiológica, segundo os critérios já descritos na FASE I. Para tal, fizeram a adaptação do roteiro de avaliação proposto por Kricos e Lesner.

Com esse trabalho, Freire (1999) veio preencher uma lacuna existente em relação aos programas de reabilitação audiológica destinados a indivíduos idosos. É importante realizar um trabalho cada vez mais completo e consciente em relação aos deficientes auditivos idosos de modo que possam realmente se beneficiar da amplificação, voltando cada vez mais a participar de suas atividades sociais e contribuindo para melhorar sua qualidade de vida.

A consciência de selecionar e avaliar quem são os candidatos à reabilitação audiológica é de extrema importância para a rotina clínica do fonoaudiólogo. Discernir quais os clientes que deverão ser inseridos num programa de reabilitação audiológica demonstra profissionalismo e competência, sabendo que mesmo sem a reabilitação audiológica, somente com o processo de adaptação, orientação e acompanhamento, é possível, em alguns casos, garantir o sucesso de adaptação de prótese auditiva. Para isso é necessário que o fonoaudiólogo não se restrinja apenas aos procedimentos realizados na clínica, acompanhando também o idoso durante todo o processo de adaptação da prótese auditiva.

Existem alguns cuidados especiais que deverão ser levados em consideração quando se trata de adaptação de próteses auditivas em idosos.

Modelo da prótese auditiva

Para escolher o modelo da prótese auditiva (retroauricular, intracanal ou microcanal), será necessário avaliar a destreza manual do idoso, acuidade visual e sensibilidade tátil. Muitas vezes, não é possível conciliar a estética exigida pelo cliente, com estas características individuais. Também devemos levar em consideração quantos programas ambientais o cliente irá precisar no caso de próteses programáveis e digitais.

Tipo de processamento de sinal

Analógico ou digital. Irá depender das características audiológicas do cliente:

- Limiares tonais de vias aérea e óssea.
- Limiares de desconforto.
- Índice percentual de reconhecimento de fala.
- Resultados da imitanciometria.

Clientes portadores de presbiacusia, geralmente, possuem recrutamento, o que exige uma seleção da prótese com circuitos de compressão. Muitas próteses auditivas disponíveis no mercado possuem uma compressão do tipo *Wide Dynamic Range Compression* (WDRC), que pode ser caracterizada como um restaurador da função coclear, amplificando sons de intensidade fraca e diminuindo sons de forte intensidade.

A cóclea saudável funciona como um sistema não linear (2:1). Quando existe lesão coclear, ou seja, lesão de células ciliadas externas, este sistema passa a ser linear (1:1), e temos o recrutamento. Com o WDRC, o som de entrada será trabalhado dentro de um sistema não linear, exatamente como era a função da cóclea anterior à lesão. Para clientes com campo dinâmico reduzido (recrutante), este tipo de compressão é indicado.

Molde auricular

Tratando-se de adaptação com prótese retroauricular, são indicados moldes antialérgicos, sem hélix, com apenas uma haste, sendo que o material poderá ser de silicone ou de acrílico. Embora o silicone seja mais confortável, alguns clientes idosos queixam-se que o material, por ser flexível, dificulta sua colocação.

Cuidados com a pré-moldagem

Quase sempre é dificultada pelo estreitamento da entrada do canal e pela presença de pelos.

Colabamento do meato acústico externo (MAE)

Em virtude da perda de elasticidade na porção cartilaginosa do MAE e/ou perda de elasticidade das articulações incudomaleolar e incudoestapediana, explica-se *gaps* aéreo-ósseo em 4K e perdas descendentes em frequências altas.

É importante avaliar a relação do trágus com a concha, e do trágus com a porção cartilaginosa do meato acústico externo.

Na presença de colabamento deverão ser utilizados fones de inserção e/ou recolocação de fones e reavaliar, principalmente, as frequências agudas.

Adaptação binaural

O uso de duas próteses auditivas traz várias vantagens, como:

- Melhor localização do som.
- Melhor reconhecimento de fala na presença de ruído.
- Eliminação do efeito sombra de cabeça.

O uso monoaural será indicado somente quando houver algumas contraindicações médicas ou problemas otológicos.

DICAS SOBRE ADAPTAÇÃO

Iniciando o uso do aparelho

Comece a usar o aparelho gradualmente: use-o em casa, durante períodos curtos, longe de ruídos, regulando o volume de som em um nível confortável.

Escute os sons da casa e treine-se na identificação deles (p. ex., passos, tique-taque do relógio, água caindo etc.).

Quando se sentir cansado, abaixe o volume ou desligue o aparelho.

Não aumente o volume além do necessário para evitar que os ruídos ambientais aumentem de forma desconfortável.

Reconhecimento e controle da própria voz

Leia, em voz alta, páginas de um livro ou jornal. Você terá a sensação de que sua voz está diferente, pois ela apresenta-se amplificada.

Praticando a conversação

De início, converse com uma pessoa de cada vez, de frente.

Enquanto ouve, preste também atenção ao movimento dos lábios e a expressão do rosto da pessoa. Isto lhe ajudará a perceber melhor o que disserem, mesmo que haja uma palavra ou outra que não consiga entender.

Regule o volume da maneira que lhe parecer mais agradável.

Rádio e TV

Comece por ouvir uma só pessoa (p. ex., noticiário) e procure adaptar-se antes de iniciar a audição de várias pessoas em conjunto (p. ex., filmes, novelas,...).

Conversa com amigos

Visitando os amigos, procure, primeiramente, distinguir as diversas vozes.

Converse, despreocupadamente, com um e com outro, depois com vários, sempre a uma distância adequada. Cada voz é diferente no timbre e no ritmo de fala.

CAPÍTULO 5

SELEÇÃO DO GANHO ACÚSTICO

O principal objetivo de todo e qualquer processo de seleção e adaptação de próteses auditivas é assegurar que os sons ambientais, especialmente os sons de fala, sejam audíveis sem ser excessivamente intensos.

A adaptação de próteses auditivas pressupõe um ganho por frequência adequado à perda auditiva de cada cliente, ou seja, a prótese deverá ser capaz de amplificar os sons para que a "fala" se torne audível e, ao mesmo tempo, deverá evitar que determinados sons sejam superamplificados a ponto de se tornarem desconfortáveis ao usuário. O único meio de se conseguir este objetivo é através de métodos prescritíveis.

"Os métodos prescritíveis foram elaborados para calcular o ganho por frequência. São fundamentados na amplificação seletiva, que, de maneira simples, pode ser definida como a manipulação da resposta de frequência para obter um desempenho ideal por parte do cliente. Em outras palavras, o ganho, ou amplificação, deve ser maior, onde a perda auditiva é maior. O objetivo de todos os métodos prescritíveis é fornecer ao audiologista a meta a ser alcançada, o que, na verdade, representa o ponto de partida para se chegar a uma amplificação ideal." (Iorio *in* Frota, 1998, p. 169.)

O primeiro método para prescrição de ganho por frequência foi descrito por volta de 1935. Os autores propuseram que o ganho necessário para cada frequência fosse igual ao limiar auditivo na mesma frequência, subtraindo-se uma constante matemática. Este método, frequentemente chamado de "espelho do audiograma", proporcionava um ganho excessivo, especialmente nas frequências de maior perda auditiva.

Em 1940, foi desenvolvido um novo método com base no MCL (*most confortable level*), sugerindo que a fala fosse amplificada de forma audível. Observou-se que a quantidade de ganho preferida pela maioria dos clientes era aproximadamente metade do limiar auditivo, o que veio a originar a regra do meio ganho.

Entre 1950 e 1960, a técnica mais utilizada foi a comparativa. Segundo esta técnica, a prótese era selecionada por comparação clínica a outras próteses. Escolhia-se o modelo que proporcionasse melhor recepção da fala, melhor discriminação vocal no silêncio e no ruído, e maior área dinâmica de audição. Esta técnica foi extensamente criticada em razão da grande subjetividade na escolha por parte do cliente. Além disso, na época em que foi desenvolvida, o número de modelos de próteses era extremamente limitado, o que permitia a comparação entre eles. Atualmente esse método seria impraticável, em virtude da enorme quantidade de modelos de próteses auditivas.

A partir de 1975 passaram a ser novamente estudados os métodos prescritíveis, com base em fórmulas para determinar o ganho por frequência, que pode ser calculado a partir dos limiares de audibilidade, do nível mais confortável de audição ou do espectro médio dos sons da fala.

As regras de ganho visam determinar o ganho acústico de próteses auditivas a serem adaptadas em clientes portadores de perdas auditivas, garantindo audibilidade dos sons de fala ambientais, de acordo com a necessidade e possibilidade de cada grau e tipo de perda auditiva, e baseiam-se nos níveis mais confortáveis de audição de cada usuário, bem como nos limiares de desconforto auditivo por frequência.

MÉTODOS PRESCRITÍVEIS PARA AMPLIFICAÇÃO LINEAR

Amplificação linear é aquela que fornece um ganho constante para todos os sinais até que o limite de saturação (ou de controle da saída máxima) do aparelho seja atingido. A amplificação linear fornece sempre o mesmo ganho para todos os sons, sejam eles baixos, médios ou intensos, até o limite de saída máxima do aparelho. Quando é usada uma prótese auditiva linear, um único valor de ganho (por frequência) costuma ser prescrito como o mais adequado: esse valor permite que a fala em intensidade média seja ouvida em um nível adequado, embora os sons pouco intensos fiquem talvez quase inaudíveis, e os mais intensos tenham de ser limitados de algum modo.

Método prescritível do meio ganho

Recomendava que o limiar de audibilidade fosse multiplicado por uma constante matemática de 0,5, e a reserva de ganho deveria ser igual a 15 dB. Esse procedimento deu origem à regra do meio ganho. Sabe-se hoje que a regra do meio ganho pode não ser válida para perdas auditivas de grau leve.

Em 1963, foi apresentada nova versão de regra do meio ganho, pois reconheceu-se que a reserva de 15 dB era excessiva. A fórmula, então, passou a ser: GO = $\times/2$ + Fgap + 5 dB (GO: ganho operacional; X: média aritmética dos limiares nas frequências de 500, 1.000 e 2.000 Hz; Fgap: fator de correção proporcional ao diferencial aéreo-ósseo).

"Prescription of gain and output" (POGO)

POGO I – Perdas auditivas de grau leve a moderadamente severo

Em 1983, M. C. Candles e Lyregaard descreveram o método prescritível-Prescription of Gain and Output – POGO, para determinar o ganho e a saída máxima das próteses auditivas a serem adaptadas em indivíduos portadores de perdas auditivas neurossensoriais de grau até moderadamente severo. Este método corresponde à regra do meio ganho com uma redução do ganho nas frequências abaixo de 500 Hz.

Frequência	Fórmulas
250	1/2 LA-10
500	1/2 LA-5
1.000	1/2 LA
2.000	1/2 LA
3.000	1/2 LA
4.000	1/2 LA

LA = Limiar de audibilidade.
Fórmula para o cálculo do ganho acústico liberado na posição habitual do controle de volume.
Fonte: Iório, 2003.

Frequência	Fórmulas	Intra	Retro	Caixa
250	1/2 LA-10 +	7	7	3
500	1/2 LA-5 +	9	9	3
1.000	1/2 LA +	8	10	0
2.000	1/2 LA +	16	12	21
3.000	1/2 LA +	16	21	23
4.000	1/2 LA +	15	19	23

Fórmula para calcular o ganho máximo mensurado em acopladores: 2 mL para os diferentes tipos de aparelhos.
Fonte: Iório, 2003.

POGO II – Perdas auditivas de grau severo e profundo

Em 1988, uma modificação na fórmula POGO foi realizada por Schwartz, Lyregaard e Lundh para permitir sua aplicação em perdas de grau severo. As fórmulas foram alteradas para modificar o ganho, quando a perda auditiva ultrapassasse 65 dB.

Frequência	Fórmulas
250	1/2 LA + 1/2 (LA-65)–10
500	1/2 LA + 1/2 (LA-65)–5
1.000	1/2 LA + 1/2 (LA-65)
2.000	1/2 LA + 1/2 (LA-65)
3.000	1/2 LA + 1/2 (LA-65)
4.000	1/2 LA + 1/2 (LA-65)

Fórmula para o cálculo do ganho acústico por frequência, segundo o método POGO II
Fonte: Iório, 2003.

Método prescritível de um terço de ganho – Libby (1985)

Modificações da regra POGO que propôs uma variação do ganho em função do grau da perda auditiva. Observou-se que clientes com perda auditiva de grau leve a moderado preferiam ganho igual a um terço da perda auditiva, em vez da metade.

Frequência	Fórmulas
250	1/3 LA-5
500	1/3 LA-3
1.000	1/3 LA
2.000	1/3 LA
3.000	1/3 LA
4.000	1/3 LA
6.000	1/3 LA-5

Fórmula para o cálculo do ganho acústico na posição habitual do controle de volume.
Fonte: Iório, 2003.

Frequência	Fórmulas	Intra	Retro	Caixa
250	1/3 LA+	6	6	3
500	1/3 LA+	8	8	5
1.000	1/3 LA+	11	12	5
2.000	1/3 LA+	16	21	26
3.000	1/3 LA+	18	25	28
4.000	1/3 LA+	12	20	28
6.000	1/3 LA+	2	13	10

Fórmulas para o cálculo do ganho máximo mensurado em acopladores de 2 mL, para os diferentes tipos de aparelhos.
Fonte: Iório, 2003.

Método prescritível de Berger

Este método foi baseado na regra do meio ganho, mas incluiu fatores de correções para adaptações binaurais (subtraindo 3 dB do ganho por frequência) para perdas condutivas (somando 20% do diferencial aéreo-ósseo) e para moldes abertos.

Este método leva em conta a saída máxima da prótese auditiva, estabelecida a partir de desconforto do cliente e sugere o uso do controle automático de ganho (ACG), quando a área dinâmica da audição for muito reduzida.

Frequência	Tipo de Prótese	
	Retroauricular	Intra-auricular
500	LA 500/2 + 10	LA 500/2 + 10
1.000	LA 1000/1,6 + 10	LA 1000/1,6 + 10
2.000	LA 2000/1,5 + 12	LA 2000/1,5 + 10
3.000	LA 3000/1,7 + 13	LA 3000/1,5 + 10
4.000	LA 4000/1,9 + 10	LA 4000/1,9 + 10
6.000	LA 6000/2 + 10	LA 6000/2 + 10

Equações para determinar o ganho para perdas neurossensoriais e adaptações monoaurais para os diferentes tipos de aparelhos.
Fonte: Iório, 2003.

National Acoustic Laboratories of Australia (NAL)

A primeira versão deste método foi descrita, em 1976, e priorizava maximizar a inteligibilidade da fala na intensidade de maior conforto para o usuário. Segundo este método, a inteligibilidade seria maximizada, se o espectro da fala fosse igualmente amplificado ao longo de toda faixa de frequência *(loudness equalization)*.

Nos anos 1980, foi observado que a ideia de equalizar o *loudness* em todas as frequências estava correta, mas a fórmula proposta não atingia o objetivo. Dessa forma, os autores propuseram a fórmula revisada NAL-R para perdas neurossensoriais de graus leve a moderado.

Frequência	Fórmulas
250	X + 0,31 (LA 250) - 17
500	X + 0,31 (LA 500) – 8
750	X + 0,31 (LA 750) – 3
1.000	X + 0,31 (LA 1.000) + 1
1.500	X + 0,31 (LA 1.500) + 1
2.000	X + 0,31 (LA 2.000) – 1
3.000	X + 0,31 (LA 3.000) – 2
4.000	X + 0,31 (LA 4.000) – 2
6.000	X + 0,31 (LA 6.000) – 2

X = 0,05 (LA 500 + LA 1.000 + LA 2.000).
Fórmulas para o cálculo do ganho de inserção ou funcional com o controle de volume posicionado 15 dB abaixo do ganho máximo.
Fonte: Iório, 2003.

Frequência	Fórmulas	Acoplador 2 mL	Acoplador 2 mL	Acoplador 2 mL	Simu-lador	Simu-lador	Simu-lador
		Retro	Intra	Caixa	Retro	Intra	Caixa
250	X + 0,31 LA 250 +	1	-1	0	5	2	0
500	X + 0,31 LA 500 +	9	9	2	13	12	6
750	X + 0,31 LA 750 +	12	13	8	17	16	12
1.000	X + 0,31 LA 1.000 +	16	16	13	22	21	19
1.500	X + 0,31 LA 1.500 +	13	14	22	19	21	28
2.000	X + 0,31 LA 2.000 +	15	14	25	24	23	35
3.000	X + 0,31 LA 3.000 +	22	15	26	29	25	33
4.000	X + 0,31 LA 4.000 +	18	13	17	24	25	23
6.000	X + 0,31 LA 6.000 +	12	4	–	21	19	–

X = 0,05 (LA 500 + LA 1.000 + LA 2.000).
Fórmulas para calcular o ganho mensurado em acopladores de 2 mL e em simuladores de orelha, considerando uma reserva de ganho de 15 dB, segundo o tipo de aparelho.
Fonte: Iório, 2003.

Em 1990, foi descrita uma nova revisão na fórmula NAL-R, agora NAL-RP, levando em conta perdas auditivas severas e profundas (> 70dB). Os autores observaram que clientes, portadores destes tipos de perda, necessitavam de ganho adicional e menor ênfase em sons de alta frequência.

LA em 2.000 Hz	Frequência em kHz								
	0,25	0,5	0,75	1	1,5	2	3	4	6
95	4	3	1	0	-1	-2	-2	-2	-2
100	6	4	2	0	-2	-3	-3	-3	-3
105	8	5	2	0	-3	-5	-5	-5	-5
110	11	3	0	-3	-6	-6	-6	-6	-6
115	13	8	4	0	-4	-8	-8	-8	-8
120	15	9	4	0	-5	9	-9	-9	-9

Fatores de correção sugeridos pela NAL-RP.
Fonte: Iório, 1996

Desired Sensation Level (DSL)

O objetivo desta fórmula não é proporcionar ao usuário da prótese auditiva que a fala seja igualmente audível em todas as frequências, embora queira deixá-la confortavelmente audível em cada faixa de frequência. Para cada grau de perda auditiva, o método especifica um determinado nível de sensação. Por exemplo, se os limiares auditivos aumentarem, o nível de sensação diminui, pois diminui também o campo dinâmico da audição, entre o limiar e o desconforto.

Memphis State Univerdity (MSU)

O objetivo deste método foi promover a amplificação dos sons da fala a um nível correspondente ao ponto médio entre o limiar de audibilidade (LA) e o limite superior de sensação de intensidade de maior conforto (HCL – *High Confortable Level*). Esta era considerada a área dinâmica da audição.

Frequência	Fórmula 1	Fórmula 2
250	1/2 LS MC + 1/2 LA - 62	LS MC - 77
500	1/2 LS MC + 1/2 LA - 55	LS MC - 70
800	1/2 LS MC + 1/2 LA - 49	LS MC - 64
1.000	1/2 LS MC + 1/2 LA - 47	LS MC - 62
1.600	1/2 LS MC + 1/2 LA - 47	LS MC - 62
2.500	1/2 LS MC + 1/2 LA - 42	LS MC - 57
4.000	1/2 LS MC + 1/2 LA - 46	LS MC - 61
6.300	1/2 LS MC + 1/2 LA - 47	LS MC - 62

LS MC e LA mensurados em dB NPS.
Fórmulas para o cálculo do ganho máximo mensurado em acopladores de 2 mL para próteses retroauriculares.
Fonte: Iório, 2003.

Frequência (HZ)	Fórmula
250	0,37 (LA dBNPS) + 85
500	0,25 (LA dBNPS) + 83
800	0,45 (LA dBNPS) + 73
1.000	0,44 (LA dBNPS) + 71
1.600	0,41 (LA dBNPS) + 69
2.500	0,37 (LA dBNPS) + 69
4.000	0,39 (LA dBNPS) + 68
6.000	0,39 (LA dBNPS) + 68

Fórmulas para o cálculo do HCL para clientes com dificuldade de julgamento da sensação de intensidade.
Fonte: Iório, 2003.

Adaptação para perdas auditivas condutivas

A perda auditiva condutiva ou componente condutivo numa perda auditiva mista implica numa atenuação do som na orelha média.

Portanto, o cálculo do ganho acústico deve ser realizado com o objetivo de compensar essa atenuação.

Utilizam-se os métodos prescritíveis já conhecidos, acrescidos de uma determinada quantidade para compensar o diferencial aéreo-ósseo. Para alguns autores, deve-se adicionar ao ganho prescrito para perdas neurossensoriais 25% do diferencial aéreo-ósseo. Já para outros, o acréscimo recomendado é de 20%.

Cálculo do ganho acústico prescrito e do ganho em acopladores de 2 ML

O ganho calculado a partir de um método prescritível é a resposta esperada da avaliação (ganho funcional ou ganho de inserção) a fim de verificar se o ganho prescrito foi efetivamente alcançado. No entanto, existe também a necessidade de calcularmos o ganho máximo da prótese auditiva em acoplador de 2 mL, para podermos selecionar no catálogo do fabricante qual prótese fornecerá aquele determinado ganho prescrito. Estes cálculos são particularmente importantes quando da confecção de aparelhos intra-aurais personalizados.

Para o cálculo do ganho máximo em acopladores de 2 mL, devemos adicionar ao ganho determinado pelo método prescritível:

A) O fator de correção para a conversação para valores obtidos em cavidade de 2 mL - CORFIG (*Coupler Responce for Flat Insertion Gain ou CORretion FIGure* - KILLION & REVIT, 1993) e

B) A reserva de ganho, que poderá ser de 10 ou 15 dB.

O fator de correção difere, dependendo do tipo de prótese auditiva e da localização do microfone.

Para tal cálculo tem-se utilizado o protocolo sugerido por Mueller (1992). Analisando esse protocolo tem-se:

- *Item 1:* os limiares de audibilidade do cliente da(s) orelha(s) a ser(em) protetizada (s).
- *Item 2:* o ganho prescrito, segundo o método selecionado.
- *Item 3:* o fator de correção, dependendo do tipo de aparelho a ser indicado.
- *Item 4:* a soma dos itens 2 e 3.
- *Item 5:* a reserva de ganho a ser utilizada, 10 ou 15 dB.
- *Item 6:* a soma dos itens 4 e 5 dá o ganho máximo em acoplador de 2 mL.

		Frequências (KHz)
		0,5 1, 1,5 2, 3, 4
1. Limiar de audibilidade	OD OE	
2. Ganho prescrito/regra	OD OE	
3. Fator de correção médio	OD OE	
4. Ganho em acoplador de 2 mL no volume usual (2 + 3)	OD OE	
5. Reserva de ganho 10/15 dB	OD OE	
6. Ganho máximo acoplador de 2 mL (4 + 5)	OD OE	

Cálculo do ganho acústico.
Fonte: Iorio, 2003.

Valores de correção CORFIG

É importante ressaltarmos que os métodos prescritíveis anteriormente descritos têm importantes limitações, uma vez que não consideram a curva do crescimento da sensação de intensidade do cliente, conforme recomendado pelo IHAFF. Isto implica que uma determinada fórmula pode ser apropriada para calcular a amplificação dos sinais de entrada de média intensidade, mas não para os sinais pouco ou muito intensos.

	Frequências (kHz)						
	0,25	0,5	1,0	2,0	3,0	4,0	6,0
Retro	3	2	2	7	10	10	0
Intra-auricular	0	0	0	2	6	0	3
Intracanal	0	0	0	2	3	3	7

A seguir propomos um protocolo composto de 10 passos que pode ser seguido para facilitar o processo de seleção, prescrição, ajuste e verificação da prótese auditiva:

1. Selecione o método prescritivo com o qual você quer trabalhar.
2. Calcule o ganho desejado por frequência.
3. Escolha o molde auricular ou as opções de cápsula, no caso dos intra-aurais.
4. Calcule os valores de ganho no acoplador.
5. Selecione a prótese auditiva que melhor atinja os valores-alvo prescritos.
6. Solicite a montagem da prótese auditiva (no caso dos intra-aurais).
7. Adapte a prótese auditiva.
8. Verifique o desempenho da prótese auditiva (use, preferencialmente, as medidas *in situ*).
9. Caso seja necessário, reajuste a prótese auditiva aos valores prescritos.
10. Avalie as reações do cliente ao som amplificado (principalmente para sons mais intensos).

MÉTODOS PRESCRITÍVEIS PARA AMPLIFICAÇÃO NÃO LINEAR

Amplificação não linear é aquela em que o ganho e/ou resposta de frequências varia de acordo com as condições acústicas do meio ambiente. As próteses auditivas não lineares modificam seu ganho em função do nível de sinal de entrada, normalmente reduzindo-o proporcionalmente ao aumento do nível sonoro ambiente. Nos sistemas mais sofisticados, isto é feito em diferentes regiões de frequências, ou diferentes canais, de forma quase independente, resultando em uma variação também da resposta de frequências do aparelho de acordo com as características do sinal sonoro que entra na prótese. Com esse sistema é possível fornecer ganhos adequados não só para a fala média, mas também para os sons baixos e altos, mesmo para aqueles indivíduos com distorções importantes da sensação de intensidade.

Para as próteses não lineares, portanto, a prescrição de apenas um valor de ganho (condizente com a fala, um som médio) não é suficiente para obter uma adaptação adequada. Como o ganho é variável, é necessário que se estabeleça o provável ganho adequado para os sons baixos, o provável ganho adequado para os sons médios e o provável ganho adequado para os sons intensos, bem como a relação entre eles, em diversas regiões de frequência. Assim, novos algoritmos, específicos para próteses não lineares, vêm sendo criados nos últimos anos (e continuarão a ser criados, uma vez que ainda não haja consenso sobre qual a melhor estratégia de amplificação), estabelecendo objetivos de ganho não só em função da frequência, mas também em função da intensidade do sinal ambiente.

Com o avanço tecnológico e o advento das próteses auditivas programáveis e digitais, tornou-se necessário o desenvolvimento de métodos específicos para esses tipos de prótese. A partir dessa necessidade, os métodos prescritíveis para amplificação não linear foram com base em cálculos específicos de ganho para níveis de intensidade de sinal de entrada diferentes.

A maioria dos métodos de prescrição para amplificação não linear é incorporada em programas para computador.

O objetivo destes métodos é equalizar o *loudness* de um cliente deficiente auditivo com um cliente com audição normal. Dentre os diversos procedimentos conhecidos, os mais utilizados e que se encontram disponíveis nos *softwares* da maioria das empresas de próteses auditivas são o FIG6, IHAFF/VIOLA, DSL [i/o] e NAL-NL1, que serão citados a seguir:

Figure6 (FIG6)

O nome deste método corresponde à Figura 6 de um artigo descrito pelos seus idealizadores, em 1993, de onde foram tiradas as primeiras ideias para este procedimento.

O FIG6 especifica o quanto de ganho é necessário para normalizar o *loudness* para sinais de entrada de 40, 65 e 90 dB SPL. Não foi com base em medidas individuais de *loudness*, e sim numa média encontrada em um grande grupo de pessoas com o mesmo grau de perda auditiva. Portanto, precisa-se somente dos limiares auditivos para o cálculo do ganho, não sendo necessárias medidas supraliminares de nenhum tipo.

Para Som de Entrada de 40 dB SPL	
Tg = 0 dB	para 0 a 20 dB HL
TG = HL - 20 dB	para 20 a 60 dB HL
TG = 0,5 HL + 10 dB	para HL > = 60 dB

Para Som de Entrada de 65 dB SPL	
TG = 0 dB	para 0 a 20 dB HL
TG = 0,6 (HL - 20 dB)	para 20 a 60 dB HL
TG = 0,8 (HL - 23 dB	para HL > = 60dB
Para Som de Entrada de 90 dB SPL	
TG = 0 dB	para 0 a 40 dB HL
TG = 0,1 (HL - 40 dB)	para > = 40dB HL

Onde: TG = valor obtido para cada nível considerado.
Fórmulas para o cálculo do ganho de acordo com o som de entrada.
Fonte: Dillon, 2001

As mesmas fórmulas podem ser aplicadas para todas as frequências, e o *software* disponibiliza o cálculo para a resposta no acoplador, taxa de compressão para sinais de entrada baixo e alto e frequências altas e baixas.

O método FIG6 é apresentado em programas para computadores com sistemas operacionais MS-DOS ou MS-Windows. Os limiares de audibilidade do indivíduo são inseridos no programa, e o mesmo calcula, automaticamente, os ganhos de inserção necessários ao caso.

O programa pode indicar os objetivos de ganho em acopladores de 2 mL, sob a forma de gráficos, para próteses auditivas retroauriculares, intra-auriculares, intracanais e microcanais, acrescentando os fatores de correção denominados CORFIG aos valores prescritos de ganho de inserção.

"Independent Hearing Aid Fitting Forum" – IHAFF/VIOLA

É um protocolo desenvolvido entre os anos de 1993 e 1994 por um grupo de audiologistas nos Estados Unidos com o objetivo de auxiliar na seleção de próteses auditivas tanto lineares como não lineares.

O pressuposto básico é que, se uma prótese auditiva operar de forma a restaurar a sensação de intensidade normal de um indivíduo em uma faixa ampla de frequências, então o usuário desse aparelho terá a oportunidade de obter o máximo de sua capacidade de reconhecimento da fala.

O IHAFF tem por objetivo normalizar as experiências de sensação de intensidade dos indivíduos com perda de audição, de forma que sons julgados "baixos" pelos ouvintes normais sejam audíveis e considerados "baixos" pelos indivíduos com perda usando prótese auditiva; os sons "confortáveis" para os sons normais sejam "confortáveis" para os com perda auditiva; e os sons "altos" para os ouvintes normais sejam julgados "altos", mas não "desconfortavelmente altos" pelos indivíduos com perda de audição usando aparelho.

Os sons amplificados nunca deveriam exceder o nível de desconforto para sons intensos do usuário da prótese auditiva.

A implementação do protocolo IHAFF necessita da realização de medidas individuais das funções de crescimento da sensação de intensidade, pois muitas pessoas possuem características de percepção da intensidade em níveis supraliminares extremamente distintos, mesmo com graus semelhantes de perda auditiva.

Para o cumprimento dos objetivos de amplificação recomenda-se o uso de sistemas de amplificação com mais de um canal de processamento e compressão, especialmente nas altas frequências, em que a área dinâmica dos indivíduos é normalmente reduzida.

A implementação completa do protocolo IHAFF é composta por seis etapas:

1. Testes de pré-adaptação: é composta por audiometria e logoaudiometria (com a particularidade da necessidade do uso de fones de inserção); imitanciometria; medida do crescimento da sensação de intensidade pelo teste Contour em pelo menos duas frequências, segundo procedimento descrito por Cox *et al.* (1997); e administração da primeira parte (sem prótese) do inventário APHAB (*Abbreviated Profile of Hearing Aid Benefit* – Cox e Alexander, 1995), em que os indivíduos reportam os problemas experimentados em uma variedade de situações comunicativas ou ambientais sonoras.
2. Geração da prescrição.
3. Seleção da prótese auditiva: a geração da prescrição e a seleção da prótese auditiva são feitas com o auxílio do sistema visual VIOLA (*Visual Input/Output Locator Algorithm* - Valente e Van Vliet, 1997), com base nas catracterísticas de crescimento da sensação de intensidade projetadas pelo Contour.
4. Verificação após adaptação: deve ser realizada uma sequência de procedimentos padronizados, incluindo testes com acoplador de 2 mL, medidas de inserção e avaliação em campo livre.
5. Período de acomodação: o benefício obtido é quantificado pela aplicação da segunda parte do questionário APHAB (com prótese auditiva), sendo os resultados obtidos comparados àqueles verificados antes da adaptação.
6. Medidas de benefício (validação): a validação procura observar se o uso do aparelho está auxiliando na solução dos problemas enfrentados pelo cliente em situações cotidianas.

O VIOLA (*Visual Input/Output Locator Algorithm*) é um algoritmo visual para geração de prescrição do ganho de próteses auditivas cujo objetivo é garantir a amplificação das falas baixa, média e alta para mais ou menos a mesma sensação de intensidade de um ouvinte normal típico. Ele é oferecido em programas para computadores com sistemas operacionais MS-DOS ou MS-Windows.

"Desired Sensation Level Input/Output" (DSL [i/o])

O DSL[i/o] é um sistema de prescrição de valores de saída considerados adequados, tanto em adultos como em crianças, para uma ampla gama de valores de entrada.

Esta fórmula foi desenvolvida no intuito de maximizar a amplificação do sinal de entrada sem causar desconforto. Há dois tipos de procedimentos DSLi/o: linear e curvilinear. No primeiro, o termo linear não deve ser confundido com amplificação linear; significa que a razão de compressão é constante em toda a extensão da compressão. No DSLi/o curvilinear, a razão de compressão pode variar.

Nas fórmulas básicas descritas, a entrada na prótese auditiva é especificada como o nível de sinal no campo livre a 0º azimute, e a saída, como o nível de sinal liberado no meato acústico externo (MAE) em três estágios:

1. Região de ganho linear (para entradas inferiores ao limiar de compressão).
2. Região de compressão.
3. Limitação da saída.

Para a região de ganho linear, a saída em cada entrada é definida pela fórmula:

Região de Ganho Linear
Saída no MAE = Thhi – [(THn – SFt)-I]
Sendo: Thhi = limiar de audibilidade da pessoa com perda de audição THn = limiar de audibilidade normal SFt = função de transferência entre o campo livre e o meato acústico externo I = nível de entrada

Para a região de compressão, a saída é definida, para cada entrada, com base nas seguintes fórmulas, conforme o modo de compressão escolhido seja com razão de compressão fixa (linear) ou curvilinear:

Região de Compressão com Razão Fixa	**Região de Compressão com Razão Variável (Curvilinear)**
Saída no MAE = $\frac{(I + SFt) - THn)}{(Ulhi - THn)} \times (Ulhi\text{-}Thhi) + Thhi$ **Sendo:** I = nível de entrada SFt = função de transferência entre o campo livre e o meato acústico externo THn = limiar de audibilidade normal Thhi = limiar de audibilidade da pessoa com perda de audição Ulhi = limite superior da região de conforto da pessoa com perda de audição	Saída no MAE = $\frac{(I + SFt) - THn)^{gn/ghi}}{(Uln - THn)} \times (Ulhi\text{-}Thhi) + Thhi$ **Sendo:** I = nível de entrada SFt = função de transferência entre o campo livre e o meato acústico externo THn = limiar de audibilidade normal Uln = limite superior da região de conforto normal Thhi = limiar de audibilidade da pessoa com perda de audição Ulhi = limite superior da região de conforto da pessoa com perda de audição gn = expoente da função de crescimento da sensação de intensidade normal ghi = expoente da função de crescimento da sensação de intensidade da pessoa com perda de audição

O limiar de compressão é indicado de forma a restaurar a audibilidade normal de acordo com a fórmula:

Limiar de Compressão
LC = THn-SFt **Sendo:** THn = limiar de audibilidade normal SFt = função de transferência entre o campo livre e o meato acústico externo

A saída máxima, por sua vez, é determinada a partir no nível superior da região de conforto do indivíduo, o que pode ser medido ou predito a partir dos limiares de audibilidade:

Limitação de Saída
Saída no MAE = Ulhi **Sendo:** Ulhi = limite superior da região de conforto da pessoa com perda de audição

Segundo Seewald (*apud* Menegotto & Iorio *in* Almeida & Iorio, 2003, p. 245/246), um protocolo adequado para a adaptação de próteses auditivas em crianças por meio do uso do DSL [i/o] deveria compreender oito diferentes etapas:

1. Medida dos limiares de audibilidade, preferencialmente com fones de inserção.
2. Medida das diferenças entre a saída do aparelho na orelha da criança e no acoplador de 2 mL.

3. Entrada de todos os dados necessários, relativos à criança, no *software*.
4. Obtenção dos parâmetros prescritos pelo *software* para o ganho da prótese no acoplador de 2 mL.
5. Escolha o ajuste de uma prótese auditiva compatível com a prescrição com base nos dados fornecidos pelo fabricante (por meio de ficha técnica ou *softwares* de programação).
6. Documentação dos ajustes finais e dos dados de verificação.
7. Obtenção de limiares de audibilidade com prótese auditiva e comparação dos mesmos à prescrição específica fornecida pelo DSL [i/o].
8. Acompanhamento da criança com o reteste dos limiares de audibilidade com prótese, quando necessário, e das diferenças de saída entre a orelha real e o acoplador sempre que modificações no molde forem feitas.

"National Acoustic Laboratories-No linear" (NAL-NL1)

O método prescritível da *National Acoustic Laboratories* para adaptações não lineares, versão 1, é uma extensão da NAL-R para amplificação linear.

É um método que se baseia na equalização das diferentes faixas de frequências, buscando uma resposta de ganho/frequência que forneça a melhor inteligibilidade possível, mantendo, no entanto, a sensação de intensidade global da fala em um nível não superior àquele percebido por uma pessoa normal.

O objetivo deste método é maximizar a inteligibilidade de fala para determinado som de entrada, de forma que o deficiente auditivo, usuário de prótese auditiva, perceba o som da mesma forma que um ouvinte. Leva-se em conta o sinal de entrada, o grau da perda auditiva e a idade do cliente.

"O programa NAL-NL1, para computadores com sistema operacional MS-Windows, necessita que sejam informados os dados do audiograma do cliente e sua idade, o tipo e o número de canais de compressão da prótese a ser utilizada e as características do molde/caixa do aparelho (diâmetro da ventilação e diâmetro da saída de som). Para melhorar a precisão dos fatores de conversão podem ser incorporados dados individuais dos fatores de correção entre o nível de pressão sonora no acoplador de 2 mL e na orelha do indivíduo, ou os valores da ressonância da orelha externa do mesmo. Todas as prescrições são feitas exclusivamente sobre esse dados, não sendo necessárias informações, como, por exemplo, o nível de desconforto dos indivíduos (que são previstas com base nos limiares de audibilidade)." (Menegotto & Iorio *in* Almeida & Iorio, 2003, p. 246.)

CAPÍTULO 6 VERIFICAÇÃO E VALIDAÇÃO DO PROCESSO DE SELEÇÃO E ADAPTAÇÃO DE PRÓTESES AUDITIVAS

"A verificação é realizada após as etapas de avaliação do cliente e seleção das características eletroacústicas do aparelho de amplificação, com o objetivo de verificar se as características projetadas na etapa de seleção foram realmente obtidas."

"Os procedimentos de verificação podem ser conportamentais ou eletroacústicos. Nos comportamentais está incluído o ganho funcional, e nos eletroacústicos estão as medidas de inserção."

TESTES DE RECONHECIMENTO DE FALA

"Os testes de reconhecimento de fala avaliam a habilidade de o indivíduo escutar e reconhecer a fala, sendo, portanto, muito importantes no processo de seleção e adaptação de próteses auditivas, tanto para avaliar o desempenho social do cliente em situações cotidianas, como para determinar de que maneira a prótese auditiva permite ao seu usuário receber as informações acústicas da fala."

A audiometria tonal limiar fornece dados sobre o funcionamento do sistema auditivo, porém, não fornece informações precisas sobre a habilidade do indivíduo de reconhecer a fala. Os testes de reconhecimento de fala é que avaliam a habilidade de o indivíduo escutar e reconhecer a fala.

O objetivo da amplificação é tornar audíveis os sons de fala, favorecendo a comunicação, os testes de reconhecimento de fala são muito importantes no processo de seleção e adaptação de próteses auditivas. São importantes tanto para avaliar o desempenho social do cliente em situações cotidianas como determinar de que maneira a prótese auditiva permite ao cliente receber as informações acústicas da fala.

A avaliação da prótese auditiva era realizada em uma sala acusticamente tratada. Nela só havia um alto-falante e uma cadeira para o cliente se acomodar. Todos os testes eram apresentados pelo alto-falante. Inicialmente, era pesquisado o limiar binaural de recepção de fala sem prótese auditiva. Para tanto, era utilizada uma lista de palavras foneticamente balanceadas, a não ser que houvesse a necessidade de se utilizarem sentenças em decorrência da maior dificuldade do cliente. A obtenção desse limiar permite confirmar os dados audiológicos previamente obtidos, além de constituir a base para se determinar a melhora do limiar de reconhecimento de fala com cada prótese auditiva testada.

Em seguida, era obtido o índice de reconhecimento de fala em um nível de intensidade de 25 dB acima do limiar binaural sem prótese auditiva. Os resultados serviam como parâmetro para os obtidos com as diferentes próteses auditivas que seriam testadas a seguir.

O próximo passo era a avaliação do reconhecimento de fala na presença de ruído competitivo. As palavras (e, quando necessário, sentenças) eram apresentadas à viva voz no canal um, e o ruído no canal dois. O estímulo de fala era apresentado 50 dB acima do limiar normal em diferentes relações fala/ruído, a fim de se determinar a máxima intensidade do ruído em que a fala pudesse, ainda, ser repetida.

Assim sendo, a prótese a ser escolhida seria aquela que proporcionasse:

- A maior melhora no limiar de reconhecimento de fala.
- O melhor índice de reconhecimento de fala medido em ambiente silencioso.
- A maior área dinâmica de audição.
- O melhor índice de reconhecimento de fala na presença de ruído.

A avaliação do desempenho de indivíduos usuários de próteses auditivas com testes que utilizam estímulos verbais faz-se necessária, sendo que a escolha do teste a ser utilizado dependerá do objetivo da avaliação.

Para avaliar o desempenho de um indivíduo no seu dia a dia com uma determinada prótese auditiva, devemos selecionar um teste de reconhecimento de sentenças com e sem ruído competitivo. Se o objetivo for determinar de que maneira a prótese auditiva permite ao cliente reconhecer as informações acústicas da fala, devemos selecionar um teste que envolva o reconhecimento de fonemas em sílabas sem sentido, onde se eliminam as pistas decorrentes de estímulos mais contextualizados.

Os testes de reconhecimento de fala supraliminares foram desenvolvidos com o objetivo de estimar a habilidade do indivíduo de reconhecer a fala, habilidade que deve ser considerada quando é indicado o uso de próteses auditivas, podendo-se estimar, a partir de seus resultados, se o indivíduo beneficiar-se-á com a sua utilização.

Esses testes são de grande importância no processo de seleção e adaptação de próteses auditivas, permitindo a seleção da prótese que possibilitará o melhor índice de reconhecimento de fala, bem como o melhor ajuste dessa prótese para cada indivíduo em particular.

Os três tipos de teste de reconhecimento de fala mais comuns são:

1. **Testes com palavras foneticamente balanceadas:** são várias as listas de palavras foneticamente balanceadas e são assim denominadas porque a composição fonêmica de todas as listas é equivalente à representativa da língua

falada no dia a dia. Todas essas listas utilizam o tipo de resposta aberta, o que significa que o paciente não é apresentado a um conjunto fechado com várias alternativas em cada item avaliativo.

No Brasil, a lista que vem sendo utilizada em algumas clínicas audiológicas foi proposta por Pen e Mangabeira-Albernaz, em 1973 (Anexo III). São quatro listas com as mesmas 25 palavras monossilábicas dispostas em diferentes ordens, constituindo, assim, quatro versões. Essas palavras foram selecionadas de modo a conter todos os fonemas do português e repeti-las dentro de um balanceamento fonético, sempre que possível.

2. **Testes de múltipla escolha:** alguns clínicos, insatisfeitos com os testes convencionais de palavras foneticamente balanceadas, procuram desenvolver outros tipos de teste. Foram então desenvolvidos os testes de múltipla escolha de resposta fechada em que a tarefa do cliente é identificar a resposta correta dentro de um conjunto fechado. Este tipo de teste de resposta fechada é de fácil aplicação e compilação dos resultados (Por exemplo: Testes MTS e GASP).
3. **Testes de sentenças:** uma das vantagens desses testes é que as sentenças apresentam características contextuais e espectrais mais próximas das da conversação.

Um teste que se tornou bastante conhecido foi o teste de identificação de sentenças sintéticas (SSI – *Synthetic Sentence Identification*) desenvolvido por *speaks* e Jerger, em 1965. É um teste de identificação e não de repetição correta do material de fala. O conjunto de sentenças é apresentado de forma escrita ao cliente, e sua tarefa é identificar qual das 10 frases foi apresentada. As sentenças são denominadas de artificiais e sintéticas porque não são sentenças lógicas, mas a sequência das palavras respeita as regras da sintaxe. Esse teste tem três vantagens sobre os materiais clássicos:

1. É um teste de resposta fechada (múltipla escolha).
2. É de fácil aplicabilidade.
3. O aprendizado pode ser facilmente constatado.

O teste de Identificação de Sentenças Sintéticas (SSI) foi adaptado para a língua portuguesa por Almeida, em 1984 (Anexo IV), e o teste pediátrico PSI por Almeida, Campos e Almeida, em 1988. Caetano utilizou o teste de Identificação de Sentenças Sintéticas adaptado para o português, com competição, para avaliar, comparativamente, diferentes ajustes do controle automático de ganho (AGC) em indivíduos usuários de próteses auditivas e procurou verificar se esse teste permitia diferenciar os indivíduos satisfeitos dos não satisfeitos com o uso de amplificação.

Costa desenvolveu um teste de reconhecimento de sentenças para ser um instrumento de avaliação no processo de seleção e adaptação de próteses auditivas. O material é composto por sete listas de sentenças representativas da conversação do dia a dia (Anexo V) e pelo ruído contínuo "tipo *speech spectrum*" apresentado, simultaneamente, para mascarar os sinais de fala, foi gravado em *compact disk-CD.* Esse material pode ser utilizado em ambientre clínico, simulando, assim, situações semelhantes às que serão experimentadas pelo indivíduo em suas atividades diárias.

VALIDAÇÃO

A validação de um sistema de amplificação é a medida do benefício fornecido pela amplificação, refletindo em melhorias na qualidade de vida do deficiente auditivo, quer seja nas atividades de escuta propriamente dita, quer seja no relacionamento social e estado emocional. Testes de fala são também usados como importantes instrumentos de validação, porém, questionários de autoavaliação são um meio extremamente eficaz e muito utilizado para avaliar, subjetivamente, os resultados da intervenção.

QUESTIONÁRIOS DE AUTOAVALIAÇÃO

Podemos dizer que medidas objetivas do benefício são importantes na etapa de verificação, enquanto as medidas subjetivas (questionários de avaliação) são fundamentais para a validação da adaptação à medida que, por meio delas, podemos compreender quão eficiente o usuário considera a prótese auditiva para auxiliar na sua comunicação.

A autoavaliação é um procedimento rápido, simples e eficiente, sem a necessidade de equipamentos específicos, que permite avaliar a adaptação do indivíduo ao uso da prótese auditiva.

Em 1982, Ventry e Weinstein elaboraram o questionário HHIE (*Hearing Handicap Inventory for the Elderly*), constituído por 25 questões que abrangiam os aspectos psicossociais de deficiência auditiva em indivíduos idosos, ou seja, dados sobre suas dificuldades de comunicação e consequências sociais e emocionais da deficiência auditiva.

Em 1997, o questionário HHIE foi adaptado para o português por Wieselberg (Anexo VI). As 25 perguntas foram divididas em duas escalas:

1. **Escala social/situacional:** composta por 12 questões. Tem como finalidade identificar as situações que o indivíduo idoso apresenta dificuldades e determinar se o problema auditivo afeta o comportamento do indivíduo diante dessas situações.
2. **Escala emocional:** composta por 13 itens. Avalia a atitude e resposta emocional do indivíduo ao déficit auditivo.

Para responderem aos questionários os indivíduos devem optar por sim (4 pontos), às vezes (2 pontos) e não (nenhum ponto) para cada questão.

O valor da pontuação pode variar de 0 a 100%, sendo que quanto maior o índice obtido, maior a autopercepção do *handicap.* Resultados inferiores a 16%

indicam não haver percepção do *handicap*; de 18 a 42% indicam uma percepção leve à moderada e acima de 42%, uma percepção severa ou significativa.

A *American Speech-Language-Hearing Association* (ASHA) recomenda o uso do questionário HHIE-S (*Hearing Handicap Inventory for the Elderly Screening Version*), uma versão reduzida do HHIE, também elaborada por Ventry e Weinstein, em 1982, e adaptado para o português por Wieselberg, em 1997 (Anexo VII). Trata-se de um questionário composto por 10 perguntas, divididas em duas escalas (escala social/situacional - com 5 itens e escala emocional também com 5 itens), sendo de mais rápida aplicabilidade e fácil compreensão, facilitando, assim, a sua aplicação aos deficientes auditivos idosos.

O questionário HHIE foi modificado, em 1990, por Newman, Weinstein, Jacobson e Hug, para que pudesse ser aplicado em deficientes auditivos adultos com idade inferior a 65 anos. O novo questionário, denominado de HHIA (*Hearing Handicap Inventory for Adults*), possui 25 perguntas divididas em duas escalas (escalas social/situacional e emocional), sendo que difere do questionário HHIE em apenas três questões que foram substituídas: as novas questões estavam relacionadas com o efeito ocupacional da perda de audição e atividades de lazer (Anexo VIII).

Os índices do HHIA são iguais aos do HHIE; cada resposta sim vale 4 pontos, às vezes recebe 2 pontos e não, nenhum ponto. As pontuações podem variar de 0 a 100%, indicando, respectivamente, uma não percepção do *handicap* e um *handicap* significativo.

Cox e Riviera desenvolveram, em 1992, outro questionário denominado PHAB (*Profile of Hearing Aid Benefit*). Para cada item eram dadas duas respostas (uma sem a prótese auditiva, e outra com a prótese auditiva), medindo, assim, a *performance* do indivíduo para cada situação de vida diária com e sem prótese auditiva. Logo, o benefício da prótese auditiva podia ser constatado subtraindo os resultados com e sem prótese auditiva.

Pelo fato de o PHAB ser muito extenso, Cox e Alexander desenvolveram, em 1995, o questionário reduzido APHAB (*Abbreviated Profile of Hearing Aid Benefit*), com o objetivo de utilizá-lo como instrumento clínico.

O APHAB foi adaptado para o português por Almeida, Gordo, Iorio e Scharlach, em 1997 (Anexo IX). Apresenta 24 itens dos 66 itens presentes no PHAB, distribuídos em quatro subescalas, a saber:

1. Facilidade de comunicação.
2. Reverberação.
3. Ruído ambiental.
4. Desconforto a sons.

As três primeiras subescalas destinam-se a avaliar a inteligibilidade da fala em várias situações de vida diária, enquanto a quarta quantifica as reações negativas a sons ambientais.

O APHAB é de fácil aplicabilidade e válido como instrumento clínico, devendo ser utilizado para quantificar tanto a dificuldade causada pela perda auditiva, como a redução dessa dificuldade através do uso da prótese auditiva.

Outro instrumento que vem sendo utilizado para avaliar o benefício obtido com a amplificação é o PAL (*Profile of Aided Loudness*), que foi desenvolvido por Mueller e Palmer, em 1998, para determinar se o restabelecimento da sensação de intensidade é obtido com o uso de próteses auditivas. Esse protocolo foi adaptado para a realidade brasileira, por Neves, em 2001.

O protocolo possui 12 situações ou ruídos aos quais o cliente atribui uma sensação de intensidade e a satisfação correspondente a essa sensação. A avaliação da sensação de intensidade utiliza uma escala de sete descritores [de não audível (0) a desconfortável (7)]. Para cada sensação de intensidade, a saber fraca, média e forte, existem quatro exemplos que representam a situação. Os resultados obtidos são comparados àqueles obtidos em ouvintes normais (Anexo X).

A aplicação desse protocolo deve ser feita pré e pós-adaptação de próteses auditivas a fim de verificar se a sensação de intensidade foi restabelecida.

No Brasil, Radini elaborou o primeiro questionário adaptado ao português a partir da combinação dos questionários HAPI e SHAPI, objetivando investigar o grau de satisfação do usuário de aparelhos analógicos e digitalmente programáveis em diversas situações do cotidiano.

Cox (apud Mello, Machado & Oliveira, 2005, p. 67) propôs um questionário contendo sete itens de autoavaliação, visando alcançar dados comparáveis de diferentes investigações e modelos de serviços clínicos, denominado *International Outcome Inventory for Hearing Aids-IOI-Ha.*

A finalidade do questionário IOI-Ha é avaliar a satisfação e efetividade que o AASI proporciona ao usuário, por meio dos seguintes aspectos: uso diário, benefício, limitação de atividades, satisfação, restrição social, impressão dos outros e qualidade de vida.

O IOI-HA não é medido unidimensionalmente, pois os sete itens agrupam-se em duas áreas distintas, o fator 1 e o fator 2. O fator 1 é interpretado como aquele que abrange a introspecção do indivíduo com o AASI (eu e o meu AASI), abrangendo os itens de tempo de uso, benefício, satisfação e qualidade de vida. O fator 2 é interpretado como aquele que reflete a influência do AASI nas interações do indivíduo com o mundo (eu e o resto do mundo), contendo os itens de limitações de atividades, restrições sociais e impactos nos outros.

No Brasil, a versão em Português foi denominada Questionário internacional-Aparelho de Amplificação Sonora Individual (QI-AASI), sendo traduzido por Bevilacqua (Anexo XI).

Mueller e Hall (*apud* Almeida *in* Almeida & Iorio, 2003, p. 340) apresentam algumas razões para utilizar os questionários de autoavaliação em todos os clientes candidatos ao uso de próteses auditivas:

- Aprender mais sobre o *handicap* de comunicação do cliente.
- Determinar se o indivíduo é candidato ao uso de próteses auditivas.
- Comparar o desempenho sem e com próteses auditivas.
- Comparar diferentes tipos de circuitos ou diferentes próteses auditivas.
- Acompanhar o desempenho sem e/ou com próteses auditivas ao longo do tempo.
- Avaliar diferentes tipos de estratégias e monitorizar, indiretamente, o desempenho de diferentes profissionais.

Weinstein (*apud* Almeida *in* Almeida & Iorio, 2003, p. 342) afirmou que os questionários de autoavaliação têm sido usados para demonstrar os aspectos na eficácia do tratamento e que:

A) ***Por constituição:*** tais questionários sondam os problemas de comunicação e/ou as consequências psicossociais da perda de audição.
B) ***Quando utilizados em um modo pré e pós-tratamento:*** podem medir a redução nas dificuldades de comunicação e/ou as consequências psicossociais como resultado do tratamento.
C) ***Quando aplicados ao longo do tempo:*** *a est*abilidade dos efeitos do tratamento pode ser avaliada. Consequentemente, os questionários de autoavaliação são as ferramentas ideais para fornecer os dados necessários para obter julgamentos sobre a eficácia do tratamento.

CAPÍTULO 7 SISTEMA DE FREQUÊNCIA MODULADA (FM)

Historicamente se sabe que a primeira invenção para amenizar as dificuldades do deficiente auditivo em ouvir foi o surgimento da prótese auditiva. Porém, por mais sofisticada que esteja, a prótese ainda não consegue eliminar por completo os problemas oriundos do ruído, reverberação e distância.

Surgiram, então, em meados da década de 1950, os aparelhos de amplificação eletrônicos que eram usados exclusivamente em ambientes educacionais com o objetivo de aumentar o sinal auditivo para as crianças portadoras de deficiência auditiva. Anos depois estes aparelhos passaram a ser chamados de treinadores auditivos e, em seguida, de Equipamentos Auxiliares da Audição. Termo oriundo do inglês – *Assistive Listening Devices* – ALD.

Os sistemas de FM constituem-se, basicamente, de duas unidades: um transmissor e um receptor.

O transmissor possui um microfone que, posicionado próximo à fonte sonora, capta o sinal acústico e converte-o em sinal elétrico, independentemente de ser proveniente de televisão, rádio ou alto-falantes dirigidos ao público. Este sinal é, então, modulado por frequência e transmitido ao receptor, onde é demodulado, amplificado e enviado diretamente à orelha do usuário.

O uso de um sistema FM possibilita a melhora da relação sinal/ruído com aumento de, aproximadamente, 32% no indíce de reconhecimento de fala.

Os sistemas de FM disponíveis dividem a banda de frequência de 72-76 MHz em 32 canais de banda estreita (cada um com 50.000 Hz de largura) ou 8 canais de banda larga (cada um com 200.000 Hz de largura). Sendo assim, a transmissão dos sinais é feita, aproximadamente, 45 dB acima do nível de ruído gerado no equipamento transmissor/receptor.

Sistemas de FM de bandas estreita e larga operam em canais e espaços de frequências diferentes, além de possuírem características de transmissão diversas. Assim sendo, são incompatíveis entre si, isto é, um sinal produzido por um transmissor de banda estreita pode não ser detectado por um receptor de banda larga ou pode não produzir o mesmo sinal, que seria obtido no receptor de banda estreita.

Com o avanço da tecnologia, estes equipamentos foram classificados em três categorias, de acordo com as necessidades de comunicação dos indivíduos.

1. **Sistemas para auxiliar a comunicação interpessoal e recepção da mídia:** dentro desta categoria estão os sistemas auxiliares com fios, e os sistemas auxiliares sem fios, sendo que neste último são utilizados, para a transmissão do som, frequência de rádio (amplitude modulada ou frequência modulada), luz infravermelha ou circuito de indução eletromagnética.
2. **Sistema para auxiliar a comunicação ao telefone:** aqui se encaixam os amplificadores acústicos e de campo eletromagnético, ou equipamentos não auditivos, como os de telecomunicação para surdos *(Telecomunication Device for the Deaf).*
3. **Sistemas Auxiliares para recepção e identificação de sons ambientais e situação de alerta:** o objetivo destes sistemas é alertar o deficiente auditivo sobre a presença de sons ambientais e sinais importantes de alerta. Estes podem ser auditivos (sons mais intensos ou de frequência mais baixa), ou visuais (lâmpadas, vibração ou corrente aérea).

Os sistemas de FM são os mais versáteis dos equipamentos auxiliares para o deficiente auditivo. São fáceis de instalar, podem ser usados em ambientes internos e externos, em áreas amplas ou em pequenos grupos, em comunicação face a face ou para a recepção da mídia.

Uma das principais aplicações dos sistemas de FM é no ambiente educacional, que não raramente apresenta problemas acústicos, comprometendo a comunicação nas salas de aula. Os sistemas utilizados para esse propósito geralmente são referidos como treinadores auditivos. Os alunos usam receptores, enquanto o microfone do transmissor é posicionado próximo à boca do professor, sendo sua voz enviada diretamente aos alunos, em um nível sonoro constante, independentemente da distância entre ambos e do nível de ruído existente na sala de aula.

Ainda em ambientes educacionais, os sistemas de FM pessoais podem ser úteis na integração de crianças com perdas auditivas leves e moderadas ou unilaterais, com distúrbios de processamento auditivo central, com dificuldades de aprendizagem e com problemas recorrentes de orelha média. Esses equipamentos podem ser usados em situações individuais, conjugados a gravadores e próteses auditivas, suplementando-os. Em virtude da versatilidade, são efetivos em uma série de situações, como: ouvindo televisão ou rádio, dirigindo um automóvel, assistindo às conferências, participando de reuniões, em viagens e em atividades recreacionais.

Para amplificação educacional, o mais indicado é aquele que faz a transmissão do som por ondas de rádio, que é a primeira categoria, do tipo Frequência Modulada. Ele é composto de um transmissor e um ou mais receptores. Este último pode estar ligado diretamente à prótese auditiva por um fio único ou em Y (chamado de entrada direta de áudio) ou indiretamente, utilizando um colar de indução que fica embaixo da roupa da criança; o sinal é captado porque é ligada a bobina de indução da prótese auditiva. Há, também, a prótese auditiva com o Sistema de FM junto, e uma outra forma de receber o sinal do transmissor seria através de um receptor do tamanho de um botão que se conecta na prótese auditiva. Quando o usuário não tem prótese auditiva, usa-se um fone de ouvido ou um estetoclipe para fazer a recepção do som.

O objetivo deste sistema é conduzir o sinal da fonte sonora para o receptor, sem que haja perda de energia no caminho, diminuindo, assim, as dificuldades que os deficientes auditivos apresentam, causadas pela distância da fonte sonora, ruído e reverberação existentes em uma sala de aula. Isto é possivel pelo fato de o microfone do transmissor estar localizado de 10 a 20 cm da boca do falante, conseguindo garantir que o sinal da fala seja mais intenso do que o ruído de fundo. Em outras palavras, é como se a fala estivesse entre 10 a 20 cm de distância da prótese auditiva do deficiente auditivo.

Basicamente, há três tipos de Sistema de FM:

1. **FM básico:** é quando se utiliza no receptor um fone de ouvido do tipo botão.
2. **FM pessoal:** é um FM que a criança usa suas próteses auditivas ligadas ao receptor FM e permite uma razão sinal/ruído de 15 a 20 dB.
3. **FM em campo:** é um modelo de FM em que se utilizam caixas de som estrategicamente localizadas na sala de aula. Delas saem o sinal do FM transmissor diretamente aos alunos, com razão sinal/ruído de 10 a 15 dB.

Ao adaptarmos sistemas de FM, vários fatores devem ser considerados, como:

- A idade.
- O tipo de prótese auditiva utilizada.
- O grau de perda auditiva.
- As características educacionais.
- Os aspectos sociais, culturais e financeiros do indivíduo.

Sua principal função é melhorar a recepção da mensagem (como consequente melhora na compreensão), principalmente em ambientes ruidosos, podendo ser usados ou não em conjunto com as próteses auditivas.

É importante que algumas observações sejam lembradas quando o sistema de FM for utilizado:

- Estes sistemas não podem amplificar sinais sonoros vindos de várias fontes.
- FM capta o sinal sonoro que estiver mais forte, isto é chamado de efeito captura. Pode haver problemas de interferência quando em uma mesma escola existirem várias salas que utilizem estes sistemas. Para amenizar este problema, é preciso que cada sistema tenha seu próprio canal de transmissão dentro da frequência estipulada pela *Federal Communications Commission*, em 1987, que vai de 72 a 76 MHz.
- Os profissionais que usam este sistema têm de ter consciência que, efetivamente, controlam o que a criança escuta.

- Os microfones sem fio destes sistemas são equiparados com um circuito de compressão para que o sinal que chega ao microfone não ocupe bandas mais largas do que as utilizadas pelo sistema. Sendo assim, quando a pessoa grita no microfone, este sinal não é enviado para o receptor.

INDICAÇÃO

O sistema de FM é indicado para todas as pessoas que precisam estimular sua audição, independente do motivo. Pode-se encontrar na literatura que parte da população é composta de ouvintes normais, entretanto, com um certo grau de dificuldade em percepção auditiva.

A seguir serão citados os grupos de pessoas que são candidatas à utilização de um Sistema de FM:

- Perda auditiva condutiva/otite média recorrente.
- Distúrbio articulatório.
- Distúrbio de linguagem.
- Distúrbio de aprendizagem.
- Distúrbio do processamento auditivo central.
- Uma segunda língua.
- Perda auditiva neurossensorial mínima.
- Perda auditiva unilateral.
- Idade inferior a 15 anos.
- Perda auditiva leve para moderada.
- Perda auditiva neurossensorial.
- Crianças com sensibilidade auditiva normal.
- Crianças com inabilidade de desenvolvimento.
- Crianças com implante coclear.
- Professores.
- Crianças com déficit de atenção.

As principais vantagens dos sistemas de FM são as seguintes: por serem equipamentos portáteis, podem ser utilizados por indivíduos portadores de diferentes graus de deficiência auditiva, são de fácil instalação e podem ser utilizados em ambientes abertos ou fechados, em grandes ou pequenas áreas.

Dentre as suas limitações, pode ser destacada a probabilidade de interferência de outras transmissões de radiofrequência no mesmo local, quando diferentes comunicações forem efetuadas (como em uma escola, por exemplo), sendo necessário o emprego de canais diferentes. Deve ser ressaltado que, quando houver uso duplicado de canais de FM, somente o sinal mais forte poderá ser captado pelo receptor.

CAPÍTULO 8

FORMULÁRIO DE SELEÇÃO E ADAPTAÇÃO DE APARELHOS DE AMPLIFICAÇÃO SONORA INDIVIDUAL, PORTARIA SAS/MS Nº 587, DE 07/10/2004

I. DADOS PESSOAIS DO CLIENTE

Nome completo: ____

RG: |__|__|__|__|__|__|__|__|__|__|__|__|__| **UF:** |__|__|

CPF: |__|__|__|__|__|__|__|__|__|__|__|

Cartão SUS: |__|__|__|__|__|__|__|__|__|__|__|

Nome da mãe: ____

Idade atual: |__|__| anos |__|__| meses

Data de nascimento: |__|__|/|__|__|/|__|__|__|__|

Sexo: masculino/feminino

Raça: branca negra amarela outras

Escolaridade:	fundamental completo	fundamental incompleto
	médio completo	médio incompleto
	superior completo	superior incompleto
	não alfabetizado	não se aplica
Trabalha?	não se aplica	não trabalha
	trabalha	desempregado
	aposentado tempo de serviço	aposentado invalidez
	aposentado invalidez por perda de audição	

Profissão: ____________________ **Ocupação:** ____________________

Endereço: ____

CEP: ____________________ **Cidade:** ____________________ **UF:** __________

Telefone 1 (|__|__|) |__|__|__|__|-|__|__|__|__|__| **Contato:** ____________________

Telefone 2 (|__|__|) |__|__|__|__|-|__|__|__|__|__| **Contato:** ____________________

II. CARACTERIZAÇÃO DO PROBLEMA AUDITIVO

II.1. AVALIAÇÃO

Avaliação nº |__|__|

II.2. EXAME FÍSICO

II.2.a) Otoscopia

normal alterada: ____

II. 2.b) Oroscopia

normal alterada: ______

II.2.c) Rinoscopia

normal alterada: ______

II.3. CIRURGIA OTOLÓGICA PRÉVIA

não sim: ______

II.4. CARACTERIZAÇÃO DA PERDA AUDITIVA

II.4.a) Localização do problema

Orelha direita Orelha esquerda Bilateral

II.4.b) Caracterização orelha direita:

II.4.b.1) Tipo de perda

neurossensorial condutiva mista central

II.4.b.2) Grau de perda (média dos limiares de 500, 1.000 e 2.000 Hz)

normal (com perda em outras regiões de frequências)

leve moderada moderadamente severa severa

profunda sem resposta no limite do equipamento (anacusia)

II.4.b.3) Configuração

plana descendente rampa ascendente "U"

"U" invertido outras

II.4.b.4) Duração

tempo de perda: |__|__| anos |__|__| meses

II.4.b.5) Progressão

estável progressiva flutuante

II.4.b.6) Recrutamento

recrutante não recrutante

II.4.b.7) Zumbido

com zumbido sem zumbido

II.4.c) Caracterização orelha esquerda:

II.4.c.1) Tipo de perda

neurossensorial condutiva mista central

II.4.c.2) Grau de perda (média dos limiares de 500, 1.000 e 2.000 Hz)

normal (com perda em outras regiões de frequência)

leve moderada moderadamente severa severa

profunda (sem resposta no limite do equipamento – anacusia)

II.4.c.3) Configuração

plana descendente rampa ascendente "U"

"U" invertido outras

II.4.c.4) Duração

tempo de perda: |__|__| anos |__|__| meses

II.4.c.5) Progressão

estável progressiva flutuante

II.4.c.6) Recrutamento

recrutante não recrutante

II.4.c.7) Zumbido

com zumbido sem zumbido

II.5. AVALIAÇÃO AUDIOLÓGICA

II.5.a) CRFa. fonoaudiólogo responsável |__|__|__|__|__| - |__|__|

II.5.b) Limiares de audibilidade com fones

	250 Hz	500 Hz	1.000 Hz	2.000 Hz	3.000 Hz	4.000 Hz	6.000 Hz	8.000 Hz
Via óssea OD	–						–	–
Via áerea OD								
Via óssea OE	–						–	–
Via áerea OE								

II .5.c) Logoaudiometria

II .5.c.1) Orelha direita

LRF |__|__| dB LDV |__|__| dB

IRF monossílabos |__|__| dB |__|__|__|% dissílabos |__|__| dB |__|__|__|%

II .5.c.2) Orelha esquerda

LRF |__|__| dB LDV |__|__| dB

IRF monossílabos |__|__| dB |__|__|__|% dissílabos |__|__| dB |__|__|__|%

II. 5.d) Níveis de desconforto a sons intensos

	500 Hz	1.000 Hz	2.000 Hz	4.000 Hz	Fala
OD					
OE					

II.5.e) Imitanciometria

Timpanometria

Tipo de curva: OD ______________________________

OE ______________________________

Pesquisa do reflexo estapediano

FREQ. HZ	Limiar OD	AF. D. Contra	Difer.	Limiar OE	AF. E. Contra	Difer.
500						
1.000						
2.000						
4.000						

II.6. AVALIAÇÃO AUDIOLÓGICA COMPLEMENTAR

II.6.a) CRFa. fonoaudiólogo responsável |__|__|__|__|__| - |__|__|

II.6b) Avaliação comportamental

II.6b.1) Avaliação das respostas comportamentais a estímulos sonoros

II.6.b.1.1) Sons instrumentais

nível mínimo de resposta a |__|__| dBA

sem resposta a |__|__| dBA

startle

☐ RCP atenção procura da fonte

localização lateral localização indireta para cima/para baixo

localização indireta para cima/para baixo

simétrica predominância direita predominância esquerda

II.6.b.1.2) Voz

Nível mínimo de resposta à voz |__|__| dBA sem resposta a |__|__| dBA

II.6.b.2) VRA – níveis mínimos de resposta em campo livre

	500 Hz	1.000 Hz	2.000 Hz	4.000 Hz	Voz
dB					

II.6.c) Avaliação fisiológica

II.6.c.1) Otoemissões acústicas

II.6.c.1.1) Transientes/transitórias

presentes OD presentes OE ausentes

II.6.c1.2) Por produto de distorção

presentes OD presentes OE ausentes

II.6.c.2) Potencial evocado auditivo

II.6.c2.1) Orelha direita ______________________________

II.6.c.2.2) Orelha esquerda ______________________________

II. 7. SINTOMAS ASSOCIADOS

tonturas não rotatórias vertigens outros: ____________________

II.8. EXAMES COMPLEMENTARES

II.8.a) Exames laboratoriais:

normal alterado ______________________________

II.8.b) Exame vestibular:

normal alterado ______________________________

II.8.c) RM dos temporais:

normal alterado ______________________________

II.8.d) TC dos temporais

normal alterado ______________________________

II.9. DOENÇAS ASSOCIADAS

diabetes nefropatias hipertensão pneumopatias cardiopatias

neuropatias outras: ____________________

II.10. DIAGNÓSTICO ETIOLÓGICO PROVÁVEL

desconhecido

doenças infecciosas:

meningite sarampo caxumba toxoplasmose rubéola congênita

outras: ____________________

genética

uso de ototóxicos. Qual? ____________________

malformações congênitas. Quais? ____________________

causas perinatais:

trabalho de parto prolongado anóxia prematuridade

baixo peso ao nascimento hiperbilirrubinemia: ____________________

outras: ____________________

idiopática: ____________________

surdez súbita

otosclerose

pós-operatório

TCE

fratura do osso temporal

otite média crônica

outras: ____________________

II.10.a) CRM médico responsável

CRM |__|__|__|__|__|__| - |__|__|

III. CONDUTA

III.1. MÉDICO RESPONSÁVEL

CRM |__|__|__|__|__|__| - |__|__|

III.2. ENCAMINHAMENTO OTOLOGIA ALTA COMPLEXIDADE

não sim

III.3. CANDIDATO AO USO DE AASI

não acompanhamento periódico? sim não

sim média complexidade alta complexidade

III.4. PROVÁVEL CANDIDATO AO USO DE IMPLANTE COCLEAR

não sim

IV. DADOS DO(S) APARELHO(S) AUDITIVO(S) SELECIONADO(S)

IV.1. FONOAUDIÓLOGO RESPONSÁVEL

CRFa. |__|__|__|__|__|__| - |__|__|

IV.2. ORELHA APARELHADA

direita esquerda bilateral

IV.3. TIPO DE APARELHO

retroauricular intra-auricular intracanal microcanal (CIC)

IV.4. TRANSMISSÃO DO SOM

via aérea via óssea

IV.5. CATEGORIA DE TECNOLOGIA

Tipo A Tipo B Tipo C

IV.6. MOLDE/CÁPSULA

IV.6.a) Moldes para aparelhos retroauriculares

IV.6.a.1) Orelha direita

rígido flexível

simples duplo canal concha aberto

diâmetro-padrão efeito corneta corneta invertida

sem ventilação com ventilação _____ mm

paralela diagonal externa

comprimento-padrão longo curto

IV.6.a.2) Orelha esquerda

rígido flexível

simples duplo canal concha aberto

diâmetro-padrão efeito corneta corneta invertida

sem ventilação com ventilação _____ mm

paralela diagonal externa

comprimento-padrão longo curto

IV.6.b) Cápsulas para aparelhos intra-auriculares

VI.6.b.1) Orelha direita

rígida semiflexível/capa flexível

sem ventilação com ventilação _____ mm

comprimento padrão longa curta

IV.6.b.2) Orelha esquerda

rígida semiflexível/capa flexível

sem ventilação com ventilação _____ mm

comprimento padrão longa curta

IV.7. SISTEMAS/CONDIÇÕES ESPECIAIS

não

sim descrever: ______________________________

IV.8. APARELHO(S) SELECIONADO(S)

IV.8.a) Orelha direita

Marca: ______________________________

Modelo ______________________________

Nº de série ______________________________

Nº do Registro Brasileiro de AASI ____________________

Regulagens: ______________________________

IV.8.b) Orelha esquerda

Marca: ______________________________

Modelo ______________________________

Nº de série ______________________________

Nº do Registro Brasileiro de AASI ____________________

Regulagens: ______________________________

V. RESULTADOS OBTIDOS COM O(S) APARELHO(S) AUDITIVO(S) SELECIONADO(S)

V.1. FONOAUDIÓLOGO RESPONSÁVEL

CRFa. |__|__|__|__|__| - |__|__|

V.2. ESTRATÉGIA DE SELEÇÃO

comparativa prescritiva

☐ NAL-R NAL-RP NAL-N L01 DSL i/o outra: __________

V.3. LIMIARES DE AUDIBILIDADE OBTIDOS EM CAMPO LIVRE COM O(S) APARELHO(S) NAS REGULAGENS ESCOLHIDAS

	250 Hz	500 Hz	1.000 Hz	2.000 Hz	3.000 Hz	4.000 Hz	6.000 Hz
Sem aparelho							
Aparelho OD							
Aparelho OE							

V.3.a) Os limiares obtidos em campo livre são os esperados

sim não – justificativa: ______________________________

V.3.b) Podem/devem ser melhorados após período de aclimatização

sim já estão adequados não – justificativa: ____________________

V.4. RESULTADOS DE AVALIAÇÃO COMPORTAMENTAL COM O(S) APARELHO(S) NAS REGULAGENS ESCOLHIDAS

V.4.a) Avaliação das respostas comportamentais a estímulos sonoros

V.4.a.1) Sons instrumentais

Nível mínimo de resposta a |__|__| dBA sem resposta a |__|__| dBA

startle atenção procura da fonte

localização lateral localização indireta para cima/para baixo

localização indireta para cima/para baixo

simétrica predominância direita predominância esquerda

V.4.a.2) Voz

Nível mínimo de resposta à voz |__|__| dBA sem resposta a |__|__| dBA

V.4.b) VRA – níveis mínimos de resposta em campo livre

	500 Hz	1.000 Hz	2.000 Hz	4.000 Hz	Voz
dB					

V.4.c) Os resultados são os esperados

sim não – justificativa: ______________________________

V.4.d) Podem/devem ser melhorados após período de aclimatização

sim já estão adequados não – justificativa: ______________________________

V.5. GANHOS DE INSERÇÃO (entrada 65 dBNPS) OBTIDOS NO(S) APARELHO(S) NAS REGULAGENS ESCOLHIDAS

	250 Hz	500 Hz	1.000 Hz	2.000 Hz	3.000 Hz	4.000 Hz	6.000 Hz
Sem aparelho							
Aparelho OD							
Aparelho OE							

V.5.a) Os ganhos de inserção obtidos são os esperados

sim não – justificativa: ______________________________

V.5.b) Devem ser aumentados após período de aclimatização

sim já estão adequados não – justificativa: ______________________________

V.6. EXPERIÊNCIA DOMICILIAR PRÉVIA À SELEÇÃO

não sim (tempo |___|___| dias)

V.7. PERCEPÇÃO DE FALA COM O(S) APARELHO(S) NAS REGULAGENS ESCOLHIDAS

V.7.a) LRF com sentenças no silêncio

	dBNA
Sem aparelho	
Aparelho OD	
Aparelho OE	

V.7.b) Testes de percepção de fala compatível com a idade (TACAM, GASP entre outros)

V.7.c) Impressão subjetiva de inteligibilidade: ______________________________

V.8. DESCONFORTO COM O(S) APARELHO(S) NAS REGULAGENS ESCOLHIDAS

V.8.a) Presença de desconforto em ambiente clínico

não sim – justificativa: ______________________________

V.8.b) Presença de desconforto em ambiente externo (tempo |__|__| _ minutos _ horas _ dias)

não sim – justificativa: ______________________________

V.8.c) Impressão subjetiva: ______________________________

VI. ACOMPANHAMENTO

VI.1. NÚMERO |__|__|

VI.2. FONOAUDIÓLOGO RESPONSÁVEL

CRFa. |__|__|__|__|__| - |__|__|

VI.3. TEMPO DE USO DE AASI EM GERAL

|__|__| dias meses anos

VI.4. TEMPO DE USO DO(S) APARELHO(S) ATUAL(IS)

|__|__| dias meses anos

VI.5. CHECAGEM AUDITIVA DO(S) APARELHO(S)

VI.5.a) Orelha direita

Aparelho em bom estado de funcionamento, sem distorção

Aparelho funcionando, com distorção excessiva

Aparelho não funcionando

Outros: ______________________________

VI.5.b) Orelha esquerda

Aparelho em bom estado de funcionamento, sem distorção

Aparelho funcionando, com distorção excessiva

Aparelho não funcionando

Outros: ______________________________

VI.6. CHECAGEM DE MOLDE(S)/CÁPSULA(S)

VI.6.a) Moldes para aparelhos retroauriculares

VI.6.a.1) Orelha direita

molde íntegro/tubos íntegro e flexível

molde machucando orelha

molde/tubo ocluído por cerúmen

molde quebrado/rasgado

molde frouxo ou provocando microfonia

tubo rompido

Outros: ______________________________

não necessita de reposição necessita de reposição de tubo

necessita de reposição de molde

VI.6.a.2) Orelha esquerda

molde íntegro/tubos íntegro e flexível

molde machucando orelha

molde/tubo ocluído por cerúmen

molde quebrado/rasgado

molde frouxo ou provocando microfonia

tubo rompido

outros: ____

não necessita de reposição necessita de reposição de tubo

necessita de reposição de molde

VI.6.b) Cápsulas para aparelhos intra-auriculares

VI.6.b.1) Orelha direita

cápsulas íntegra e ajustada

cápsula machucando orelha

ventilação/receptor ocluídos por cerúmen

cápsula quebrada/rasgada

cápsula frouxa ou provocando microfonia

outros: ____

não necessita de reposição necessita de reposição

VI.6.b.2) Orelha esquerda

cápsulas íntegra e ajustada

cápsula machucando orelha

ventilação/receptor ocluídos por cerúmen

cápsula quebrada/rasgada

cápsula frouxa ou provocando microfonia

outros: ____

não necessita de reposição necessita de reposição

VI.7. REGULAGENS DE USO SÃO AS INDICADAS?

VI.7.a) Orelha direita

sim

não – justificativa: ____

regulagens efetivamente usadas: ___________________________________

VI.7.b) Orelha esquerda

sim

não – justificativa: ____

regulagens efetivamente usadas: ___________________________________

VI.8. HÁ NECESSIDADE DE MODIFICAÇÃO DE REGULAGENS?

VI.8.a) Orelha direita

não

sim – justificativa: ______________________________

novas regulagens: ______________________________

VI.8.b) Orelha esquerda

não

sim – justificativa: ______________________________

novas regulagens: ______________________________

VI.9. AVALIAÇÃO AUDIOLÓGICA COM O(S) APARELHO(S) NAS REGULAGENS DE USO OU NAS NOVAS REGULAGENS

VI.9.a) Limiares em campo livre

	250 Hz	500 Hz	1.000 Hz	2.000 Hz	3.000 Hz	4.000 Hz	6.000 Hz
Sem aparelho							
Aparelho OD							
Aparelho OE							

VI.9.b) Avaliação das respostas comportamentais a estímulos sonoros

VI.9.b.1) Sons instrumentais

Nível mínimo de resposta a |__|__| dBA sem resposta a |__|__| dBA

startle atenção procura da fonte

localização lateral localização indireta para cima/para baixo

localização indireta para cima/para baixo

simétrica predominância direita predominância esquerda

VI.9.b.2) Voz

Nível mínimo de resposta à voz |__|__| dBA sem resposta a |__|__| dBA

VI.9.c) VRA – níveis mínimos de resposta em campo livre

	500 Hz	1.000 Hz	2.000 Hz	4.000 Hz	Voz
dB					

VI.9.d) Os resultados obtidos na avaliação são os esperados

sim não – justificativa: ______________________________

VI.9.e) Foram aprimorados em relação aos do momento da seleção

já estavam adequados

sim – justificativa: ______________________________

não – justificativa: ______________________________

VI.10. GANHOS DE INSERÇÃO (entrada 65 dBNPS) OBTIDOS COM O(S) APARELHO(S) NAS REGULAGENS DE USO OU NAS NOVAS REGULAGENS

	250 Hz	500 Hz	1.000 Hz	2.000 Hz	3.000 Hz	4.000 Hz	6.000 Hz
Sem aparelho							
Aparelho OD							
Aparelho OE							

VI.10.a) Os ganhos de inserção obtidos são os esperados

sim não – justificativa: ______

VI.10.b) Foram aprimorados em relação aos do momento da seleção

já estavam adequados

sim – justificativa: ______

não – justificativa: ______

VI.11. PERCEPÇÃO DE FALA COM O(S) APARELHO(S) NAS REGULAGENS DE USO OU NAS NOVAS REGULAGENS:

VI.11.a) LRF com sentenças no silêncio

	dBNA
Sem aparelho	
Aparelho OD	
Aparelho OE	

VI.11.b) Testes de percepção de fala compatíveis com a idade (TACAM, GASP entre outros)

VI.11.c) Impressão subjetiva de inteligibilidade: ______

VI.12. DESCONFORTO COM O(S) APARELHO(S) NAS REGULAGENS DE USO OU NAS NOVAS REGULAGENS

VI.12.a) Presença de desconforto em ambiente clínico

não sim – justificativa: ______

VI.12.b) Presença de desconforto em ambiente externo (tempo |__|__| _ minutos _ horas _ dias)

não sim – justificativa: ______

VI.12.c) Impressão subjetiva: ______

______

VI.13. MEDIDAS DE SATISFAÇÃO

VI.13.1. Avaliação a partir de 15 anos: IOI-HA (Cox *et al.*, 2002)

1. Pense no tempo em que usou o(s) seu(s) aparelho(s) de amplificação sonora individual nas últimas 2 semanas. Durante quantas horas usou o(s) aparelho(s) de amplificação sonora individual em um dia normal?

Não usou	Menos que 1 hora por dia	Entre 1 e 4 horas por dia	Entre 4 e 8 horas por dia	Mais que 8 horas por dia

2. Pense em que situação gostaria de ouvir melhor, antes de obter seu(s) aparelho(s) de amplificação sonora individual. Nas últimas 2 semanas, como o(s) aparelho(s) de amplificação sonora individual o/a ajudou (ou ajudaram) nesta situação?

Não ajudou (ajudaram) nada	Ajudou (ajudaram) pouco	Ajudou (ajudaram) moderadamente	Ajudou (ajudaram) bastante	Ajudou (ajudaram) muito

3. Pense, novamente, na mesma situação que gostaria de ouvir melhor, antes de obter seu(s) aparelho(s) de amplificação sonora individual. Que grau de dificuldade AINDA encontra nessa mesma situação usando aparelho(s) de amplificação sonora individual?

Muita dificuldade	Bastante dificuldade	Dificuldade moderada	Pouca dificuldade	Nenhuma dificuldade

4. Considerando tudo, acha que vale a pena usar o(s) aparelho(s) de amplificação sonora individual?

Não vale a pena	Vale pouco a pena	Vale moderadamente a pena	Vale bastante a pena	Vale muito a pena

5. Pense nas últimas duas semanas, usando o(s) aparelho(s) de amplificação sonora individual. Quanto os seus problemas de ouvir o/a afetaram nas suas atividades?

Afetaram muito	Afetaram bastante	Afetaram moderadamente	Afetaram pouco	Não afetaram

6. Pense nas últimas duas semanas, usando o(s) aparelho(s) de amplificação sonora individual. Quanto os seus problemas de ouvir afetaram ou aborreceram outras pessoas?

Afetaram muito	Afetaram bastante	Afetaram moderadamente	Afetaram pouco	Não afetaram

7. Considerando tudo, como acha que o(s) seu(s) aparelho(s) de amplificação sonora individual mudou(aram) a sua alegria de viver ou gozo na vida?

Para pior ou menos alegria de viver	Não houve alteração	Um pouco mais alegria de viver	Bastante alegria de viver	Muito mais alegria de viver

VI.13.2. Medidas de benefício

VI.13.2.a) Avaliação para crianças até 4 anos – IT-MAIS: ____________________

____

VI.13.2.b) Avaliação para crianças de 4 a 7 anos – MAIS: ____________________

____

VI.13.2.c) Avaliação para menores de 15 anos ou clientes de alta complexidade

VI.13.2.c.1) Impressão subjetiva do benefício pelo próprio cliente: (anexar – máximo 300 caracteres)

VI.13.2.c.2) Impressão subjetiva do benefício pela família: (anexar – máximo 300 caracteres)

VI.13.2.c.3) Relatório da terapia fonoaudiológica quanto ao benefício com a amplificação: (anexar – máximo 300 caracteres)

VI.13.2.c.4) Relatório da escola quanto ao benefício com a amplificação: (anexar – máximo 300 caracteres)

VI.14. NECESSIDADE DE REPARO DE APARELHOS DE AMPLIFICAÇÃO SONORA INDIVIDUAIS

VI.14.a) Orelha direita

não sim – justificativa: ____________________

VI.14.b) Orelha esquerda

não sim – justificativa: ____________________

CONCLUSÃO

Infelizmente, nessa área ainda existem mais perguntas do que respostas. É importante ressaltar que até mesmo a prótese auditiva com a mais avançada tecnologia não "restaura a audição normal". A cóclea humana é um órgão sensorial, não linear. Todo o avanço tecnológico, ocorrido nos circuitos das próteses auditivas, busca imitar a cóclea e sua função. Embora estejamos longe de alcançar tal objetivo, certamente estamos caminhando em sua direção.

> *"Nenhuma perda auditiva é tão leve que não necessite de intervenção, e nenhuma perda auditiva é tão profunda que negligencie o valor do acesso à audição residual."*

ANEXO I ADAPTAÇÃO DO AMAR – TRIAGEM COM BASE EM ALPINER, MELINE E COTTON (1991)

Data da avaliação: _________ Nome: ______________________________

Data de nacimento: ______________________________ Idade: ______________________________

O Sr.(a) usa ou já usou prótese auditiva? Sim ( ) Não ( )

Caso a resposta seja afirmativa, há quanto tempo? ______________________________

Qual o modelo? ______________________________

Qual o tipo de adaptação? ( ) Monoaural ( ) Binaural

Ocupação: ______________________________

Parte I: Autoavaliação do *Handicap* Auditivo

Para responder a cada questão, verifique o item abaixo que melhor descreve a maneira como o Sr.(a) se sente diante da sua deficiência auditiva.

S = Sempre G = Geralmente A = Algumas vezes R = Raramente N = Nunca

1. Eu me sinto como se estivesse isolado(a) das coisas por causa da minha perda auditiva

S G A R N + –

2. Eu me sinto muito frustrado(a) quando não posso entender uma conversa

S G A R N + –

3. Minha perda auditiva tem afetado minha vida

S G A R N + –

4. Minha tendência é evitar as pessoas por causa da minha perda auditiva

S G A R N + –

5. As pessoas são em geral tolerantes com minha perda auditiva

S G A R N + –

6. Minha perda auditiva tem afetado minha relação com o meu marido ou esposa

S G A R N + –

7. Eu tento esconder dos outros minha perda auditiva

S G A R N + –

8. Quando participo de reuniões sociais, minha perda auditiva interfere ou prejudica na comunicação

S G A R N + –

9. Eu me sinto pressionado(a) em situações de grupo por causa da minha perda auditiva

S G A R N + –

Parte I: Problemas: ______________________________

Parte II: Avaliação para Leitura Orofacial

1. Bom dia + -

2. Como vai você? + -

3. Eu moro em (local da residência) + -

4. Eu só tenho um real no bolso + -

5. Tem alguém batendo à porta + -

Parte II: Problemas: ______________________________

Parte III: Avaliação para Discriminação Auditiva

1. Fio Tio + -

2. Tão Cão + -

3. Sou Vou + -

4. Tom Som + -

5. Teu Seu + -

6. Pó Nó + -

Parte III: Problemas: ______________________________

0-10 Problemas = sem necessidade

11-13 Problemas = necessidade questionável

14-20 Problemas = absolutamente necessário

Total AMAR – Problemas ______________________________

Fonte: Russo, Almeida & Freire *in* Almeida & Iorio, 2003, p. 405.

ANEXO II AVALIAÇÃO GLOBAL – PROCEDIMENTOS E IMPLICAÇÕES REABILITATIVAS

Aspectos a Serem Avaliados	Avaliação Subjetiva	Implicações Reabilitativas
1. Físico		
1.1. Saúde geral	"O(a) Sr(a) tem algum problema de saúde?" "O(a) Sr(a) toma algum medicamento?"	1. Modificação do tratamento, ou agendamento, quando necessário 2. Fazer encaminhamentos necessários
1.2. Visão	"O(a) Sr(a) tem algum problema para enxergar?"	1. Se necessário, incentivar o uso de óculos 2. Fazer mudanças necessárias ou substituições em materiais escritos de terapia 3. Prover assento preferencial ou assistência durante o tratamento 4. Modificar ambiente para maximizar a percepção visual 5. Prover encaminhamento para o oftalmologista
1.3. Destreza e habilidades motoras finas	Proximal: observar como o cliente coloca o aparelho na orelha Distal: observar como o cliente manipula a bateria do aparelho	1. Fazer modificações apropriadas no aparelho 2. Recrutar a assistência dos acompanhantes do cliente 3. Prover repetidas oportunidades de aprendizado 4. Encaminhar para médicos e terapeutas ocupacionais
2. Psicossocial		
2.1. Atitude	Com base na entrevista e observação, classificar os clientes como tipos I, II, III ou IV (Goldstein e Stephens, 1980)	1. Incentivar a participação em um programa (o programa em grupo é especialmente indicado para clientes tipo III) 2. Prover suporte, paciência e incentivo
2.2. *Handicap*	HHIE-S *(Hearing Handicap Inventory for the Elderly-Screening Version)* (Ventry e Weinstein, 1982) (Adaptação de Wieselberg, 1997)	1. Permite avaliar quais os aspectos psicossociais da perda auditiva a serem abordados no programa de reabilitação 2. Prover suporte ao audiologista no planejamento do programa de reabilitação

Fonte: Russo, Almeida & Freire *in* Almeida & Iorio, 2003, p. 407.

ANEXO III LISTA DE PALAVRAS PROPOSTA POR PEN E MANGABEIRA-ALBERNAZ (1973)

Lista D1	Lista D2	Lista D3	Lista D4
1. til	1. chá	1. dor	1. jaz
2. jaz	2. dor	2. boi	2. cão
3. rol	3. mil	3. til	3. cal
4. pus	4. tom	4. rol	4. boi
5. faz	5. zum	5. gim	5. nu
6. gim	6. mel	6. cal	6. faz
7. rir	7. til	7. nhá	7. gim
8. boi	8. gim	8. chá	8. pus
9. vai	9. dil	9. tom	9. seis
10. mel	10. nu	10. sul	10. nhá
11. nu	11. pus	11. tem	11. mil
12. lhe	12. nhá	12. pus	12. tem
13. cal	13. sul	13. nu	13. zum
14. mil	14. jaz	14. cão	14. til
15. tem	15. rol	15. vai	15. lhe
16. dil	16. tem	16. mel	16. sul
17. dor	17. faz	17. rir	17. chá
18. chá	18. lhe	18. jaz	18. rol
19. zum	19. boi	19. zum	19. mel
20. nhá	20. cal	20. mil	20. dor
21. cão	21. rir	21. lhe	21. vai
22. tom	22. cão	22. ler	22. dil
23. seis	23. ler	23. faz	23. tom
24. ler	24. vai	24. seis	24. rir
25. sul	25. seis	25. dil	25. ler

Fonte: Matas & Iório *in* Almeida & Iorio, 2003, p. 324.

ANEXO IV SENTENÇAS SINTÉTICAS (ALMEIDA, 1984)

1. Que ignora o fim principal é ganhar
2. A porta larga para ser mais rápido
3. Gosta muito crer te dá muito para
4. Quarto golpe de estado e o campo
5. Sempre e corre muito mais bonito que
6. Confiança em minha alma cai dentro de
7. Ação humilde é bem claro o céu
8. Sobre minha cabeça está de Deus pai
9. Grande general chega já e não creias
10. Assista a aula de papel branco na

Fonte: Matas & Iório *in* Almeida & Iorio, 2003, p. 325.

ANEXO V — LISTAS DE SENTENÇAS UTILIZADAS PARA AVALIAR O RECONHECIMENTO DE FALA (COSTA, 1998)

Lista 1B

1. O avião já está atrasado.
2. O preço da roupa não subiu.
3. O jantar da sua mãe estava bom.
4. Esqueci de ir ao banco.
5. Ganhei um carro azul lindo.
6. Ela não está com muita pressa.
7. Avisei o seu filho agora.
8. Tem que esperar na fila.
9. Elas foram almoçar mais tarde.
10. Não pude chegar na hora.

Lista 2B

1. Acabei de passar um cafezinho.
2. A bolsa está dentro do carro.
3. Hoje não é meu dia de folga.
4. Encontrei seu irmão na rua.
5. Elas viajaram de avião.
6. Seu trabalho está pronto amanhã.
7. Ainda não está na hora.
8. Parece que agora vai chover.
9. Esqueci de comprar os pães.
10. Ouvi uma música linda.

Lista 3B

1. Ela acabou de bater o carro.
2. É perigoso andar nessa rua.
3. Não posso dizer nada.
4. A chuva foi muito forte.
5. Os preços subiram na segunda.
6. Esqueci de levar a bolsa.
7. Os pães estavam quentes.
8. Elas já alugaram uma casa na praia.
9. Meu irmão viajou de manhã.
10. Não encontrei meu filho.

Lista 4B

1. Sua mãe pôs o carro na garagem.
2. O aluno quer assistir ao filme.
3. Ainda não pensei no que fazer.
4. Essa estrada é perigosa.
5. Não paguei a conta do bar.
6. Meu filho está ouvindo música.
7. A chuva inundou a rua.
8. Amanhã não posso almoçar.
9. Ela viaja em dezembro.
10. Você teve muita sorte.

Lista 5B

1. Depois a gente conversa.
2. Ela acabou de servir o almoço.
3. Essa carta chegou ontem.
4. Preciso terminar o meu trabalho.
5. Não posso esquecer a mala.
6. A rua estava muito escura.
7. A data do exame foi adiada.
8. Elas alugaram um carro no verão.
9. Minha viagem foi ótima.
10. Eles foram comprar pães.

Lista 6B

1. Vou viajar às 9 da manhã.
2. Meu irmão bateu o carro ontem.
3. Prometi a ele não contar o segredo.
4. Cheguei atrasado na aula.
5. Essa rua é perigosa.
6. Esqueci a bolsa na sua mesa.
7. Ela comprou os últimos pães.
8. A casa de campo já foi alugada.
9. Os preços não devem subir.
10. Não falei com sua filha.

Lista 7B

1. Ela esqueceu a chave do carro.
2. Ligo para você amanhã.
3. Os preços subiram demais.
4. Não perguntei o nome da rua.
5. Os meninos estão jogando bola.
6. A porta estava aberta.
7. Ela ganhou a viagem de férias.
8. Preciso fazer o jantar.
9. Deixei as folhas em cima da mesa.
10. Sua mãe não comprou a casa.

Fonte: Matas & Iório *in* Almeida & Iorio, 2003, p. 326.

ANEXO VI

THE HEARING HANDICAP INVENTORY FOR THE ELDERLY – HHIE (VENTRY E WEINSTEIN, 1982)

Questionário para *handicap* auditivo para idosos (adaptação de Wieselberg, 1997)

Instruções: O questionário a seguir contém 25 perguntas. Você deverá escolher apenas uma resposta para cada pergunta, colocando um (x) naquela que julgar adequada. Algumas perguntas são parecidas, mas na realidade têm pequenas diferenças que permitem melhor avaliação das respostas. Não há resposta certa ou errada. Você deverá marcar aquela que julgar ser a mais adequada ao seu caso ou situação.

	Sim	**Às vezes**	**Não**
S-1. A dificuldade em ouvir faz você usar o telefone menos vezes do que gostaria?			
E-2. A dificuldade em ouvir faz você se sentir constrangido ou sem jeito quando é apresentado a pessoas desconhecidas?			
S-3. A dificuldade em ouvir faz você evitar grupos de pessoas?			
E-4. A dificuldade em ouvir faz você ficar irritado?			
E-5. A dificuldade em ouvir faz você se sentir frustrado ou insatisfeito quando conversa com pessoas da sua família?			
S-6. A diminuição da audição causa dificuldades quando você vai a uma festa ou reunião social?			
E-7. A dificuldade em ouvir faz você se sentir "tolo" ou inferiorizado diante de outras pessoas?			
S-8. Você sente dificuldade em ouvir quando alguém fala cochichando?			
E-9. Você se sente prejudicado ou diminuído em razão de sua dificuldade em ouvir?			
S-10. A diminuição da audição lhe causa dificuldades quando visita amigos, parentes ou vizinhos?			
S-11. A dificuldade em ouvir faz com que você vá a serviços religiosos menos vezes do que gostaria?			
E-12. A dificuldade em ouvir faz você ficar nervoso?			
S-13. A dificuldade em ouvir faz você visitar amigos, parentes ou vizinhos menos vezes do que gostaria?			
E-14. A dificuldade em ouvir faz você ter discussões ou brigas com a sua família?			
S-15. A diminuição da audição lhe causa dificuldades para assistir à TV ou ouvir rádio?			
S-16. A dificuldade em ouvir faz com que você saia para fazer compras menos vezes do que gostaria?			

Continua

	Sim	Às vezes	Não
E-17. A dificuldade em ouvir deixa você de alguma maneira chateado ou aborrecido?			
E-18. A dificuldade em ouvir faz você preferir ficar sozinho?			
S-19. A dificuldade em ouvir faz você querer conversar menos com as pessoas da sua família?			
E-20. Você acha que a dificuldade em ouvir diminui ou limita, de alguma forma, sua vida pessoal ou social?			
S-21. A diminuição da audição lhe causa dificuldades quando você está em um restaurante com familiares ou amigos?			
E-22. A dificuldade em ouvir faz você se sentir triste ou deprimido?			
S-23. A dificuldade em ouvir faz você assistir à TV ou ouvir rádio menos vezes do que gostaria?			
E-24. A dificuldade em ouvir faz você se sentir constrangido ou menos à vontade quando conversa com amigos?			
E-25. A dificuldade em ouvir faz você se sentir isolado ou "deixado de lado" num grupo de pessoas?			

Fonte: Matas & Iório *in* Almeida & Iorio, 2003, p. 327.

ANEXO VII THE HEARING HANDICAP INVENTORY FOR THE ELDERLY SCREENING VERSION – HHIE-S (VENTRY E WEINSTEIN, 1982)

Versão reduzida do questionário para *handicap* auditivo para idosos (adaptação de Wieselberg, 1997)

Instruções: O questionário a seguir contém 10 perguntas. Você deverá escolher apenas uma resposta para cada pergunta, colocando um (x) naquela que julgar adequada. Algumas perguntas são parecidas, mas na realidade têm pequenas diferenças que permitem melhor avaliação das respostas. Não há resposta certa ou errada. Você deverá marcar aquela que julgar ser a mais adequada ao seu caso ou situação. Obrigada pela sua participação!

	Sim	Às vezes	Não
E-1. A dificuldade em ouvir faz você se sentir constrangido ou sem jeito quando é apresentado a pessoas desconhecidas?			
E-2. A dificuldade em ouvir faz você se sentir frustrado ou insatisfeito quando conversa com pessoas de sua família?			
S-3. Você sente dificuldade em ouvir quando alguém fala cochichando?			
E-4. Você se sente prejudicado em função de seu problema auditivo?			
S-5. A diminuição da audição lhe causa dificuldades quando visita amigos, parentes ou vizinhos?			
S-6. A dificuldade em ouvir faz com que você vá a serviços religiosos menos vezes do que gostaria?			
E-7. A dificuldade em ouvir faz você ter discussões ou brigas com sua família?			
S-8. A diminuição da audição lhe causa dificuldades para assistir à TV ou ouvir rádio?			
E-9. Você acha que a dificuldade em ouvir limita, de alguma forma, sua vida pessoal ou social?			
S-10. A diminuição da audição lhe causa dificuldades quando você está num restaurante com familiares ou amigos?			

Fonte: Matas & Iório *in* Almeida & Iorio, 2003, p. 328.

ANEXO VIII

HEARING HANDICAP INVENTORY FOR ADULT – HHIA

Questionário para avaliação do *handicap* auditivo em adultos (adaptação de Almeida, 1998)

Instruções: O questionário a seguir contém 25 perguntas. Você deverá escolher apenas uma resposta para cada pergunta, colocando um (x) naquela que julgar adequada. Algumas perguntas são parecidas, mas na realidade têm pequenas diferenças que permitem melhor avaliação das respostas. Não há resposta certa ou errada. Você deverá marcar aquela que julgar ser a mais adequada ao seu caso ou situação.

	Sim	**Às vezes**	**Não**
S-1. A dificuldade em ouvir faz você usar o telefone menos vezes do que gostaria?			
E-2. A dificuldade em ouvir faz você se sentir constrangido ou sem jeito quando é apresentado a pessoas desconhecidas?			
S-3. A dificuldade em ouvir faz você evitar grupos de pessoas?			
E-4. A dificuldade em ouvir faz você ficar irritado?			
E-5. A dificuldade em ouvir faz você se sentir frustrado ou insatisfeito quando conversa com pessoas da sua família?			
S-6. A diminuição da audição causa dificuldades quando você vai a uma festa ou reunião social?			
E-7. A dificuldade em ouvir faz você se sentir frustrado ao conversar com os colegas de trabalho?			
S-8. Você sente dificuldade em ouvir quando vai ao cineme ou teatro?			
E-9. Você se sente prejudicado ou diminuído em razão de sua dificuldade em ouvir?			
S-10. A diminuição da audição lhe causa dificuldades quando visita amigos, parentes ou vizinhos?			
S-11. A dificuldade em ouvir faz com que você tenha problemas para ouvir/entender os colegas de trabalho?			
E-12. A dificuldade em ouvir faz você ficar nervoso?			
S-13. A dificuldade em ouvir faz você visitar amigos, parentes ou vizinhos menos vezes do que gostaria?			
E-14. A dificuldade em ouvir faz você ter discussões ou brigas com a sua família?			
S-15. A diminuição da audição lhe causa dificuldades para assistir à TV ou ouvir rádio?			
S-16. A dificuldade em ouvir faz com que você saia para fazer compras menos vezes do que gostaria?			

(Continua)

	Sim	Às vezes	Não
E-17. A dificuldade em ouvir deixa você de alguma maneira chateado ou aborrecido?			
E-18. A dificuldade em ouvir faz você preferir ficar sozinho?			
S-19. A dificuldade em ouvir faz você querer conversar menos com as pessoas da sua família?			
E-20. Você acha que a dificuldade em ouvir diminui ou limita de alguma forma sua vida pessoal ou social?			
S-21. A diminuição da audição lhe causa dificuldades quando você está em um restaurante com familiares ou amigos?			
E-22. A dificuldade em ouvir faz você se sentir triste ou deprimido?			
S-23. A dificuldade em ouvir faz você assistir TV ou ouvir rádio menos vezes do que gostaria?			
E-24. A dificuldade em ouvir faz você se sentir constrangido ou menos à vontade quando conversa com amigos?			
E-25. A dificuldade em ouvir faz você se sentir isolado ou "deixado de lado" num grupo de pessoas?			

Fonte: Matas & Iório *in* Almeida & Iorio, 2003, p. 329.

ANEXO IX PROTOCOLO DE AVALIAÇÃO DO BENEFÍCIO DAS PRÓTESES AUDITIVAS

(APHAB - *Abbreviated Profile of Hearing Aid Benefit*)
(Adaptado por Almeida, Gordo, Iorio e Scharlach, 1997)

Avaliação do Benefício das Próteses Auditivas

Nome: ______________________ Data: ______________________

Idade: ______________

Endereço: ____

Telefone: ______________

Experiência com a Prótese Auditiva	Uso Diário da Prótese Auditiva	Uso da Prótese Auditiva
Menos de 6 semanas	Menos de 1 hora por dia	Tempo todo
De 6 semanas a 11 meses	De 1 a 4 horas por dia	Parte do tempo
De 1 a 10 anos	De 4 a 8 horas por dia	Não usa fora de casa
Acima de 10 anos	De 8 a 16 horas por dia	

Instruções: Por favor, circule as respostas que mais se aproximam de seu dia a dia. Note que cada escolha inclui uma porcentagem. Você pode usar isto para decidir a sua resposta. Por exemplo, se um item for verdadeiro por volta de 75% das vezes, circule a letra C. Se você não tiver experenciado a situação descrita, tente pensar em uma situação similar a esta. Se você não tiver ideia, deixe o item em branco.

A) sempre 99%
B) quase sempre 87%
C) geralmente 75%
D) 50%
E) às vezes 25%
F) raramente 12%
G) nunca 1%

	Com a Prótese	Sem a Prótese
1. Quando estou no supermercado, conversando com o caixa, eu posso seguir a conversa	ABCDEFG	ABCDEFG
2. Eu perco informação quando estou ouvindo alguém lendo em voz alta	ABCDEFG	ABCDEFG
3. Sons inesperados, como o alarme de um carro, são desconfortáveis	ABCDEFG	ABCDEFG

(Continua)

	Com a Prótese	Sem a Prótese
4. Eu tenho dificuldade em ouvir a conversa com um dos meus familiares em casa	ABCDEFG	ABCDEFG
5. Tenho dificuldade para entender um diálogo no cinema ou no teatro	ABCDEFG	ABCDEFG
6. Quando estou ouvindo as notícias no rádio do carro e os membros da família estão falando, tenho dificuldade para entender as notícias	ABCDEFG	ABCDEFG
7. Quando estou em uma mesa de jantar com várias pessoas e estou tentando conversar com uma delas, é difícil compreender a fala	ABCDEFG	ABCDEFG
8. O ruído do trânsito é muito forte	ABCDEFG	ABCDEFG
9. Quando estou conversando com alguém em uma sala grande vazia, eu entendo as palavras	ABCDEFG	ABCDEFG
10. Quando estou em um escritório pequeno, entrevistando alguém ou respondendo perguntas, tenho dificuldade para seguir a conversa	ABCDEFG	ABCDEFG
11. Quando estou em um teatro assistindo a uma peça ou no cinema e as pessoas ao meu redor estão sussurrando ou amassando papéis de bala, eu ainda posso entender o diálogo	ABCDEFG	ABCDEFG
12. Quando estou conversando baixinho com alguém, tenho dificuldade de compreensão	ABCDEFG	ABCDEFG
13. Os sons da água corrente, como na pia da cozinha, no banheiro ou no chuveiro são fortes e desconfortáveis	ABCDEFG	ABCDEFG
14. Quando um falante se dirige a um pequeno grupo e todos estão ouvindo silenciosamente, tenho que me esforçar para compreender	ABCDEFG	ABCDEFG
15. Quando estou conversando com meu médico na sala de exame, é difícil acompanhar a conversa	ABCDEFG	ABCDEFG
16. Eu posso entender a conversa mesmo quando várias pessoas estão falando ao mesmo tempo	ABCDEFG	ABCDEFG
17. Os barulhos de uma construção são altos e incomodam	ABCDEFG	ABCDEFG
18. É difícil para eu entender o que é dito em palestras ou em igrejas	ABCDEFG	ABCDEFG
19. Eu posso me comunicar com os outros quando estou no meio da multidão	ABCDEFG	ABCDEFG
20. O som de uma sirene próxima é tão alto que preciso cobrir minhas orelhas	ABCDEFG	ABCDEFG
21. Eu posso seguir as palavras de um sermão em uma missa ou culto religioso	ABCDEFG	ABCDEFG
22. O som de uma brecada de carro é alto e incômodo	ABCDEFG	ABCDEFG
23. Numa conversa entre duas pessoas em uma sala silenciosa, tenho que pedir para repetirem o que foi dito	ABCDEFG	ABCDEFG
24. Tenho dificuldade para compreender o que os outros dizem quando o ar-condicionado ou o ventilador está ligado	ABCDEFG	ABCDEFG

Fonte: Matas & Iório *in* Almeida & Iorio, 2003, p. 330/331.

ANEXO X PROTOCOLO DO NÍVEL DE INTENSIDADE DO SOM × SATISFAÇÃO

Universidade Federal de São Paulo
Escola Paulista de Medicina
Disciplina dos Distúrbios da Audição

Protocolo

Nome: ______________________________ Idade: ____________

Grau da perda auditiva: ______________________________ Data: ____________

Instruções: Por favor, classifique os itens quanto ao nível de intensidade do som e a satisfação que este lhe causa. Por exemplo, você classificou determinado som como muito baixo. Se este é seu nível preferido, você poderia classificá-lo como perfeito. Se, em outro momento, você achou que o som foi mais alto, então a sua satisfação quanto à intensidade poderia ser regular ou ruim. O contentamento quanto à intensidade escolhida não é relativa a como o som é para você, mas sim a qualidade apropriada da intensidade.
Aqui está um exemplo:

1. O som do motor da geladeira

Classificação da intensidade
0 Não audível
1 Muito Baixo
2 Baixo
3 Confortável, mas um pouco baixo
4 Confortável
5 Confortável, mas um pouco alto
6 Alto
7 Desconfortável

Classificação quanto à satisfação
5 Perfeito
4 Muito bom
3 Bom
2 Regular
1 Ruim

Neste exemplo, um indivíduo com perda auditiva classificou o nível de intensidade como confortável, mas um pouco baixo, e sua satisfação para este som foi perfeita. A classificação quanto à satisfação indica que a pessoa acredita que é apropriado para o som da geladeira ser confortável, mas um pouco baixo.

Circule abaixo as duas respostas de cada item quanto à classificação de intensidade e à classificação de satisfação que melhor descrevem suas experiências auditivas. Se você não tiver experiência com algum destes sons, simplesmente deixe a questão em branco.

1. A própria respiração

Classificação da intensidade
0 Não audível
1 Muito Baixo
2 Baixo
3 Confortável, mas um pouco baixo
4 Confortável
5 Confortável, mas um pouco alto
6 Alto
7 Desconfortável

Classificação quanto à satisfação
5 Perfeito
4 Muito bom
3 Bom
2 Regular
1 Ruim

2. Uma porta batendo

Classificação da intensidade
0 Não audível
1 Muito Baixo
2 Baixo
3 Confortável, mas um pouco baixo
4 Confortável
5 Confortável, mas um pouco alto
6 Alto
7 Desconfortável

Classificação quanto à satisfação
5 Perfeito
4 Muito bom
3 Bom
2 Regular
1 Ruim

3. Um ventilador ligado

Classificação da intensidade
0 Não audível
1 Muito Baixo
2 Baixo
3 Confortável, mas um pouco baixo
4 Confortável
5 Confortável, mas um pouco alto
6 Alto
7 Desconfortável

Classificação quanto à satisfação
5 Perfeito
4 Muito bom
3 Bom
2 Regular
1 Ruim

4. Mastigando um alimento macio

Classificação da intensidade
0 Não audível
1 Muito Baixo
2 Baixo
3 Confortável, mas um pouco baixo
4 Confortável
5 Confortável, mas um pouco alto
6 Alto
7 Desconfortável

Classificação quanto à satisfação
5 Perfeito
4 Muito bom
3 Bom
2 Regular
1 Ruim

5. Água fervendo

Classificação da intensidade
0 Não audível
1 Muito Baixo
2 Baixo
3 Confortável, mas um pouco baixo
4 Confortável
5 Confortável, mas um pouco alto
6 Alto
7 Desconfortável

Classificação quanto à satisfação
5 Perfeito
4 Muito bom
3 Bom
2 Regular
1 Ruim

6. Latido do cachorro

Classificação da intensidade
0 Não audível
1 Muito Baixo
2 Baixo
3 Confortável, mas um pouco baixo
4 Confortável
5 Confortável, mas um pouco alto
6 Alto
7 Desconfortável

Classificação quanto à satisfação
5 Perfeito
4 Muito bom
3 Bom
2 Regular
1 Ruim

7. Um padre falando durante o sermão

Classificação da intensidade
0 Não audível
1 Muito Baixo
2 Baixo
3 Confortável, mas um pouco baixo
4 Confortável
5 Confortável, mas um pouco alto
6 Alto
7 Desconfortável

Classificação quanto à satisfação
5 Perfeito
4 Muito bom
3 Bom
2 Regular
1 Ruim

8. Máquina de cortar a grama

Classificação da intensidade
0 Não audível
1 Muito Baixo
2 Baixo
3 Confortável, mas um pouco baixo
4 Confortável
5 Confortável, mas um pouco alto
6 Alto
7 Desconfortável

Classificação quanto à satisfação
5 Perfeito
4 Muito bom
3 Bom
2 Regular
1 Ruim

9. Pisca-pisca do carro

Classificação da intensidade
0 Não audível
1 Muito Baixo
2 Baixo
3 Confortável, mas um pouco baixo
4 Confortável
5 Confortável, mas um pouco alto
6 Alto
7 Desconfortável

Classificação quanto à satisfação
5 Perfeito
4 Muito bom
3 Bom
2 Regular
1 Ruim

10. Um lápis caindo

Classificação da intensidade
0 Não audível
1 Muito Baixo
2 Baixo
3 Confortável, mas um pouco baixo
4 Confortável
5 Confortável, mas um pouco alto
6 Alto
7 Desconfortável

Classificação quanto à satisfação
5 Perfeito
4 Muito bom
3 Bom
2 Regular
1 Ruim

11. Ouvindo um trovão

Classificação da intensidade
0 Não audível
1 Muito Baixo
2 Baixo
3 Confortável, mas um pouco baixo
4 Confortável
5 Confortável, mas um pouco alto
6 Alto
7 Desconfortável

Classificação quanto à satisfação
5 Perfeito
4 Muito bom
3 Bom
2 Regular
1 Ruim

12. Um gato miando

Classificação da intensidade
0 Não audível
1 Muito Baixo
2 Baixo
3 Confortável, mas um pouco baixo
4 Confortável
5 Confortável, mas um pouco alto
6 Alto
7 Desconfortável

Classificação quanto à satisfação
5 Perfeito
4 Muito bom
3 Bom
2 Regular
1 Ruim

Fonte: Matas & Iório *in* Almeida & Iorio, 2003, p. 332 a 334.

ANEXO XI QUESTIONÁRIO INTERNACIONAL – APARELHO DE AMPLIFICAÇÃO SONORA INDIVIDUAL

1. Pense no tempo em que usou o(s) seu(s) aparelho(s) de amplificação sonora individual. Nas últimas duas semanas. Durante quantas horas usou o(s) aparelho(s) de amplificação sonora individual num dia normal?

   ( ) não usou ( ) menos que 1 hora/dia ( ) entre 1 e 4 horas/dia

   ( ) entre 4 e 8 horas/dia ( ) mais que 8 horas/dia

2. Pense em que situação gostaria de ouvir melhor, antes de obter o(s) seu(s) aparelho(s) de amplificação sonora individual. Nas últimas duas semanas, como o(s) seu(s) aparelho(s) de amplificação sonora individual o/a ajudou(ram) nessa mesma situação?

   ( ) não ajudou nada ( ) ajudou pouco ( ) ajudou moderadamente

   ( ) ajudou bastante ( ) ajudou muito

3. Pense novamente na mesma situação em que gostaria de ouvir melhor, antes de obter o(s) seu(s) aparelho(s) de amplificação sonora individual. Que grau de dificuldade AINDA encontra nessa mesma situação usando o(s) seus(s) aparelho(s) de amplificação sonora individual?

   ( ) muita dificuldade ( ) bastante dificuldade

   ( ) dificuldade moderada ( ) pouca dificuldade

   ( ) nenhuma dificuldade

4. Considerando tudo, acha que vale a pena usar o(s) seu(s) aparelho(s) de amplificação sonora individual?

   ( ) não vale a pena ( ) vale pouco a pena

   ( ) vale moderadamente a pena ( ) vale bastante a pena

   ( ) vale muito a pena

5. Pense nas últimas duas semanas usando o(s) seu(s) aparelho(s) de amplificação sonora individual. Quanto os seus problemas afetaram suas atividades?

   ( ) afetaram muito ( ) afetaram bastante

   ( ) afetaram moderadamente ( ) afetaram pouco

   ( ) não afetaram

6. Pense nas últimas duas semanas, usando o(s) seu(s) aparelho(s) de amplificação sonora individual. Quanto os seus problemas de ouvir afetaram ou aborreceram outras pessoas?

   ( ) afetaram muito ( ) afetaram bastante

   ( ) afetaram moderadamente ( ) afetaram pouco ( ) não afetaram

7. Considerando tudo, como acha que o(s) seu(s) aparelho(s) de amplificação sonora individual mudou(aram) a sua alegria de viver ou gozo da vida?

   ( ) para pior a alegria de viver ( ) não houve alteração

   ( ) um pouco mais alegria de viver ( ) bastante alegria de viver

   ( ) muito mais alegria de viver

Fonte: Mello, Machado & Oliveira, 2005

BIBLIOGRAFIA

Almeida, K, Iório MCM. *Próteses auditivas. Fundamentos teóricos e aplicações clínicas.* 2. ed. São Paulo: Lovise, 2003.

Braga SRS. *Conhecimentos essenciais para atender bem o paciente com prótese auditiva.* São José dos Campos: Pulso, 2003.

Bucuvic EC, Iório MCM. *Benefício e dificuldades auditivas: um estudo em novos usuários de prótese auditiva após dois e seis meses de uso.* 3º Trimestre. São Paulo: Fono Atual-Pancast, 2004;7(29):19-29.

Corrêa JM. *Surdez e os fatores que compõem o método áudio + visual de linguagem oral para crianças com perda auditiva.* 2. ed. São Paulo: Atheneu, 2001.

Dan LB, Iório MCM. *Dificuldade e desvantagem auditivas: estudo em idosos na adaptação de próteses auditivas.* 3º Trimestre. São Paulo. Fono Atual-Pancast 2004;7(29).

Danavox. Aparelhos Auditivos – *Guia Prático de Cuidados e Uso.*

Formulário de seleção e adaptação de aparelhos de amplificação sonora individual. Portaria SAS/MS Nº 587, de 7 Out. 2004.

INES. SÉRIE AUDIOLOGIA. Edição Revisada – Rio de Janeiro, 2003.

Iório MCM. Prótese auditiva. In: Frota S. *Fundamentos em fonoaudiologia audiologia.* Rio de Janeiro: Guanabara Koogan, 1998.

Manoel RR, Motti TFG, Andrade ABS. *A orientação continuada aos novos usuários de AASI.* Rio de Janeiro: INES-Arqueiro, 2006; Vol. 14 (Jul/Dez),

Mello JM, Machado PF, Oliveira VV. *Questionário IOI-HA, na versão português (QI-AASI).* 4º Trimestre. São Paulo. Fono Atual-Pancast 2005;8(34).

Otobell News 2004 Ago.;1(1).

Otobell News 2005 Abr.;2(2).

Perdoncini G. *A audição é o futuro da criança surda.* Tradução de Álpia Ferreira Couto-Lenzi. Rio de Janeiro: Aipeda, 1996.

Soncini F, Lima LK, Laschuk ERM *et al. Programa de estimulação ao uso da prótese auditiva com adolescentes surdos. Revista Fonoaudiologia Brasil* 2000 Abr.;3(3).

WEBSITEGRAFIA

Acesso em: 12 Abr. 2014. Disponível em: <www.portaleducacao.com.br/fonoaudiologia/artigos/55538/protese-auditiva>

Acesso em: 25 Abr. 2010. Disponível em: <www.centroauditivobrasileiro.com.br>

Acesso em: 18 Fev. 2010. Disponível em: <www.saudeauditivabrasil.org.br>

Acesso em 05 Out. 2010. Disponível em: <www.hospital.unoeste.br/novo/fotos/?album=arquivos/Instituto+de+Audiologia>

Acesso em: 05 Out. 2010. Disponível em: <httt://aparelhosauditivosecia.com.br/tipos-aparelhos-auditivos.html>

Acesso em: 05 Out. 2010. Disponível em: <http://saude.hsw.uol.com.br/aparelho-auditivo2.htm>

Acesso em: 24 Nov. 2008. Disponível em: <www.clinicagrau.com.br/aparelhos.htm>

Acesso em: 24 Nov. 2008. Disponível em: <www.saudeauditiva.org.br/aparelhos_auditivos/aparelhos_detalhe.asp?id=7>

ÍNDICE REMISSIVO

F

G

H

I

L

M

N

O

P

R

S

T

V